Werner D'Inka
Rainer M. Gefeller
Schöner Trinken

Werner D'Inka
Rainer M. Gefeller

Schöner Trinken

Lassen Sie uns mal über Alkohol reden

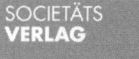

SOCIETÄTS
VERLAG

2. Auflage
Alle Rechte vorbehalten • Societäts-Verlag
© 2016 Frankfurter Societäts-Medien GmbH
Illustrationen: Greser & Lenz
S. 5: © Kreatiw - Fotolia.com
Satz: Julia Desch, Societäts-Verlag
Umschlaggestaltung: Julia Desch, Societäts-Verlag
Umschlagabbildungen: © Marina Gorskaya - Fotolia.com,
Greser & Lenz
Druck und Verarbeitung: CPI books GmbH, Leck
Printed in Germany 2017

ISBN 978-3-95542-220-2

Warnhinweis

Obacht! Sie betreten jetzt eine Welt, die vielleicht nicht Ihren Vorstellungen von Sitte und Anstand entspricht. Eine Welt, in welcher der Alkohol regiert. Eine Welt, in der die Autoren und ihre Gesprächspartner eine durchweg freundliche und neugierige Grundhaltung gegenüber den vielfältigen Trinkkulturen einnehmen. Eine Welt, in der die konsumierten Geträn- ke – es sind nicht wenige! – beim Namen genannt werden, ohne dass dafür die handelsüblichen Product-Placement-Gebühren fällig geworden wären.

Mag sein, dass Sie irrtümlich bis hierhin vorgedrungen sind. Mag sein, dass Ihnen ein gehässiger Freund (?) dieses Büchlein ge- schenkt hat, obwohl Ihnen doch alles Alkoholische fremd und fern liegt. Dann raten wir zur Flucht. Oder, da Sie ja schon mal da sind: Blättern Sie gleich zum Nachwort, da findet Ihre Seele Trost.

Alle anderen heißen wir willkommen. Wenn bei der Lektüre ein angenehmes Verlangen aufkommen sollte nach einem Getränk Ihrer Wahl: Zögern Sie nicht – und genießen Sie's, der Drink hebt den Lesegenuss. Fürsorglich möchten wir hinzufügen: Bleiben Sie maßvoll. Über Risiken und Nebenwirkungen informiert Sie vielleicht Ihr Buchhändler.

Wir freuen uns sehr, dass die Karikaturisten Achim Greser und Heribert Lenz die passenden Illustrationen beigesteuert haben: Großartige Bierdeckel-Kunst, geschaffen für eine unterfränki- sche Brauerei, die in diesem Büchlein gelegentlich Erwähnung findet. Danke!

Werner D'Inka · Rainer M. Gefeller

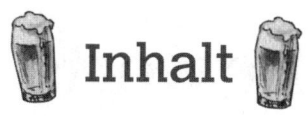 # Inhalt

Anstelle eines Vorworts

D'Inka: „So sieht's aus."

   Gefeller: „Ja."

   D: „Waren harte Wochen."

   G: „So ist es. Diese knüppelharte Recherche. Die Schreibarbeit. Hart!"

   D: „Und was machen wir jetzt hier?"

Die Herren sitzen in einem blendendweißen Raum, die Wände weiß gekachelt, die Tische weiß getünchtes Holz, selbst die Kunstleder-Kissen auf den Stahlrohr-Barhockern: weiß. Man sitzt nicht bequem.

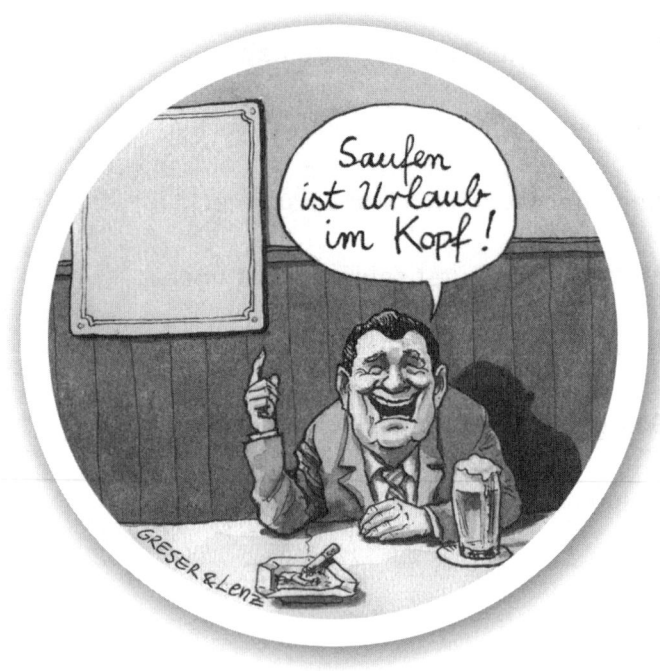

D fragt noch einmal: „Was nehmen wir jetzt zu uns?"

G: „Was alle hier trinken. Buttermilch. Oder Saft aus Mango, Karotten und Zitrone. Oder Mandelmilch. Oder Ayran."
　D: „Ach, hör auf. Die Getränkekarte kann ich selber lesen."
　G: „Du musst erstmal die Speisekarte anschauen. Wie wär's mit Kressesalat? Oder Gemüserösti? Oder Veggieburger?"

Die Herren schauen indigniert und verdrossen in den weißen Raum. Über Wochen, ja Monate haben sie an ihrem Buch über Trinkkultur gearbeitet, in Bars, Kneipen, sogar am Wasserhäuschen gesessen, zusammen mit großartigen Gesprächspartnern, haben geredet, getrunken, geschrieben. Und jetzt das hier. Eigentlich wollten sie heute die Fertigstellung ihres Buches feiern. Ohne Alkohol, ohne die Verlockungen der traditionellen Gastronomie. Mal etwas Anderes ausprobieren. Hinter dem Tresen macht sich eine Kellnerin auf den Weg. Trägt sie nicht Birkenstock-Sandalen? In einer beinahe synchronen Bewegung schieben sich die beiden Herren von ihren Hochsitzen.

D: „Schlage vor, wir gehen hier nochmal hin, wenn wir wirklich reif sind für eine solche Heilanstalt."

G nickt begeistert. Die Herren streben rasch dem Ausgang entgegen.

G: „Was jetzt? Bier? Wein? Whisky? Apfelwein? Ein Cocktail?"
D: „Ja!"

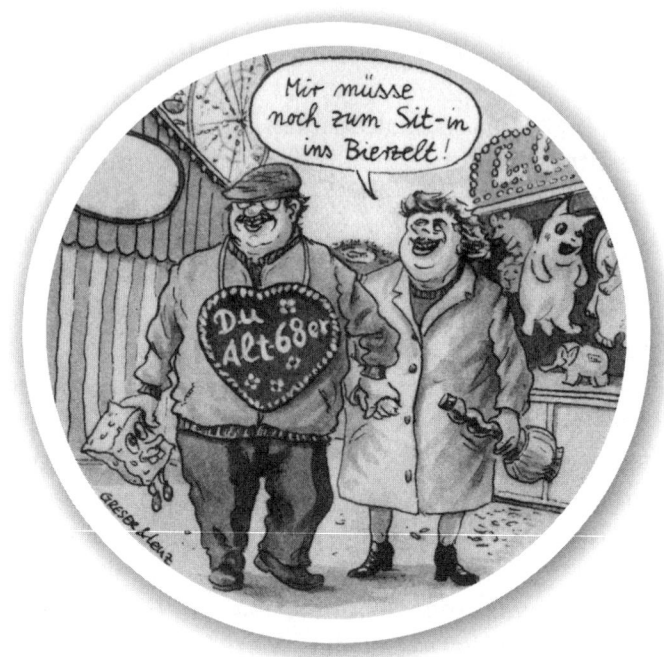

Wir trinken gern.
Na und?

Zwei Männer treffen sich in Harry's New York Bar in Frankfurt. Sie trinken, sie reden. Ein Kellner kennt den Weg durch das Labyrinth der Getränkekarte.

Die Trinkstätte im Frankfurter Stadtteil Sachsenhausen empfängt ihre Gäste im Dämmerlicht. Dunkles Holz, Messing, schweres Sitzmobiliar, mit grünem Leder aufgepolstert. Ein Barpianist tupft leicht verdauliche Kost in die Tasten. Über allem ein sachter Geruch von Zigarrenrauch. Auf dem Beistelltischchen bringen wir ein Tonband in Stellung, damit nichts von diesem Abend verlorengeht. Hinter dem langen Tresen macht sich ein Herr im weißen Bar-Jackett auf den Weg zu uns, in leicht wiegenden Bewegungen, als würde er herbeiskaten. Sein sorgsam hochgezwirbeltes Bärtchen passt gut zu seinem magyarischen Namen: Nagy. Schon steht Herr Nagy an unserem Tisch, blitzende Augen, referiert kurz seine Familiengeschichte („ein Viertel der Namen im Budapester Telefonbuch ist Nagy"), aber dann:

Gefeller: „Können wir mal zur Sache kommen?"

D'Inka: „Genau ..."

Auf dem Tisch steht eine „Springtime-Karte", die eine Ansammlung von Phantasie-Drinks anpreist wie „Servir Tres Frais", „Michi's Cherry Blossom", „Razzberry Mojito".

G: „Können Sie Menschen wie uns irgendwas von dieser Karte empfehlen?"

Herr Nagy: „Nun, ich will mal so sagen: Ich habe Sie beide ja eher als Menschen kennengelernt, die dem Schnaps zugeneigt sind ..."

Verständnisvolles Nicken von D und G.

Herr Nagy: „Klar heraus – ich würde Ihnen das nicht unbedingt empfehlen."

D: „Mehr was für Mädchen, wie?"

Herr Nagy: „Nicht unbedingt, das könnte ich durchaus kräftiger gestalten."

G: „Dann mal lieber nicht. Ich hätte gern zum Start etwas Fruchtiges, aber nicht zu süß, bitte."

Herr Nagy: „Sehr gut. Mit Rum? Oder Gin?"

G: „Zuvor eine Gegenfrage. Wenn man unterschiedliche Getränke ausprobiert – ist da nicht auch die Reihenfolge von Belang? Womit soll man starten? Was kommt zum Schluss?"

Herr Nagy: „Dazu kann ich ganz klar sagen: Ich würde immer mit einer klaren Spirituose beginnen. Wodka, Gin ..."

D: „Können wir doch einfach so machen."

Herr Nagy: „Einfach ist nichts. Wir haben eine riesige Gin-Auswahl. (Er breitet die Arme aus, als wolle er uns eine gewaltige Destillerie zu Füßen legen.) Damit kann man vieles anstellen. Zum Beispiel den Negroni, Gin mit rotem Wermut und etwas Campari. Oder ganz klassisch Gin Fizz. Oder Tom Collins auf Gin-Basis."

Unser Kellner – nein: Getränkeberater –, Herr Nagy, redet sich jetzt in Fahrt. Uns wird schwindlig.

Herr Nagy: „Wir haben da jetzt auch eine ganz neue Kreation von einem Kollegen in London, ‚The Forbidden Fruit‘, mit einem hausgemachten Beeren-Chutney aus Waldbeeren, etwas frisch gepresster Limette, ganz, ganz bisschen Zucker, shaken das ganze zusammen mit Gin und geben oben drauf eine Limonade…"

G: „Das nehme ich jetzt, fertig, aus!"

D: „Und ich den Negroni."

Herr Nagy: „Dann mache ich den so, wie ich ihn für mich auch machen würde."

D: „Unbedingt. Was Ihnen schmeckt, kann nicht schlecht sein."

Wir lachen und schauen uns an. So geht das also los. Wir sitzen hier um herauszufinden, ob wir ein Buch über das Trinken schreiben wollen. Die einfache Idee: Wir nehmen an unterschiedlichen Orten Getränke zu uns und unterhalten uns darüber. Heute Abend soll, in Gegenwart von Herrn Nagy, die Entscheidung fallen. Der Tag ist denkbar schlecht gewählt: D fastet gerade und hat eigens für dieses Arbeitstreffen die Phase seines Alkoholverzichts unterbrochen. Darüber muss dringend gesprochen werden.

G: „Wie fühlt sich das eigentlich an, wenn man nichts trinkt?"

D: „Weniger schlimm, als du vielleicht annimmst. Es gibt zweifellos auch ein Leben ohne Alkohol."

G: „Für einen gesunden Menschen, der dem Alkohol gänzlich entsagt, kann es aus meiner Sicht ja nur zwei Gründe geben: Entweder er ist religiös – oder er hat's nötig."

D: „Dass es noch andere Motivlagen gibt, hältst du natürlich für ausgeschlossen."

G: „Man muss doch mal irgendwie ins Gespräch kommen!"

D: „Ich faste nicht aus religiösen Gründen, obwohl mir das nicht fremd wäre, und auch nicht, weil ich's nötig hätte. Ist übrigens auch eine Charakterfrage, falls du verstehst, was ich meine."

G: „Klär mich auf."

D: „Ich glaube einfach, dass es gut und richtig ist, einmal im Jahr Verzicht zu üben, etwas Gewohntes oder Liebgewonnenes einfach mal sein zu lassen. Man fühlt sich gut, wenn man es schafft. Abgesehen davon verliere ich auch immer ein Kilo oder zwei."

G: „Was natürlich nicht Not täte!"

D: „Ach!"

Wir sprechen über das Nichttrinken vielleicht auch in einer Art Verzweiflung. Herr Nagy hat noch nicht geliefert. Das Gespräch mäandert dahin wie ein Fluss, dem niemand seinen Lauf vorgegeben hat.

G: „Hören wir mal auf mit dem Fastenthema. Meine Tochter steckt gerade im Abitur. Die Schulleitung hat die Eltern ein Schriftstück abzeichnen lassen, wonach alkoholische Exzesse nach vollbrachter Prüfung gefälligst zu unterbleiben haben, jedenfalls auf dem Schulhof. Ist das nicht grotesk?"

Abiturienten trinken nun mal nach vollbrachter Tat, in Frankfurt am liebsten im Grüneburgpark. Na und?

D: „Beruhige dich, lass uns mal einen Augenblick reden wie alte Männer. Ich finde, so gesoffen wie die jungen Menschen heute haben wir früher nicht. Wir waren keine Kinder von Traurigkeit, aber dass die Schulleitung derart einschreiten musste…"

G: „Einspruch, Euer Ehren. Wir hatten früher natürlich keine Shots, nicht dieses süße Zeug, das heute gern konsumiert wird. Aber haben wir nicht auch Cola-Rum gezischt?"

D: „Apfelkorn!"

G: „Am liebsten selbstgemischt, weil's dann günstiger kam. Wenn ich mich an die scheußlichen Zwei-Liter-Lambrusco-Flaschen erinnere, mit Plastikbast umwickelt…"

D: „Und nach der Leerung stellte man eine Kerze rein, für die Gemütlichkeit."

G: „Ich glaube nicht, dass früher weniger getrunken wurde als heute. Auch vor uns nicht, wie wir von unseren Eltern wissen. In

der Nachkriegszeit gab es eine solche Sucht nach Ausgelassen-
heit und Unbeschwertheit – immer begleitet von Alkohol."

D: „Ja, doch. Du hast Recht, wir haben auch ganz schön einen
abgebissen. Muss uns als verantwortungsbewusste Staatsbür-
ger sowas nicht besorgt stimmen? Sind wir ein Land von Trin-
kern?"

G: „Ach, man ahnt manchmal gar nicht, wie viele Nicht-Trinker
unter uns leben. Allerdings vernehme ich gelegentlich, dass sich
unsere ostgotischen Landsleute etwas darauf einbilden, dass sie
trinkfähiger seien als die Wessis. Vielleicht stimmt das, vielleicht
waren die Verhältnisse einfach nur im Suff zu ertragen?"

D: „Wer die reale Flucht nicht geschafft hatte, konnte mit Hil-
fe von Gotano & Co wenigstens in eine Phantasiewelt flüchten.
Denn natürlich gibt es auch das Trinken aus Verzweiflung."

G: „Ich glaube, dass wir beide eine solche Verzweiflung noch
nicht kennengelernt haben. In der DDR war dem Alkoholkonsum
natürlich auch förderlich, dass er sehr billig war – auch in der
Kneipe. Dort begab man sich nicht alleine auf die Flucht: es war
ein gemeinschaftlicher, geselliger Vorgang."

 ,, Verzweiflung. Geselligkeit. Durst.
Gibt's noch weitere Trinkgründe? "

Inzwischen sind die Getränke da. D nippt („Prost. Mmmh. Echt
raffiniert"), dann kehrt er sogleich zum Gespräch zurück:

D: „Zwei Gründe haben wir also identifiziert fürs Trinken: Verzweiflung und Geselligkeit."

G: „Und Durst! Wenn man nach einem harten Arbeitstag von
einem großen Durst geplagt wird ..."

D: „Da kannst du ja wohl nicht mitreden."

G: „Man macht aber so seine Beobachtungen!"

D: „Könntest du dir übrigens vorstellen, alleine zu trinken?"

G: „Hab' ich auch schon gemacht. Macht keinen Spaß."

D: „Verzweiflung. Geselligkeit. Durst. Gibt's noch weitere Trinkgründe?"

G: „Weil's schmeckt. Und was ich auch noch bedeutsam finde: Belohnung. Es wäre für mich zum Beispiel völlig undenkbar, dass ich wandern ginge, ohne ein Ziel vor Augen zu haben – ein Ziel mit Getränkeausschank. Zudem sollten wir nicht vergessen, dass Alkohol gern auch bei gewissen amourösen Gelegenheiten zum Einsatz kommt. Er entkrampft. Man spricht auch flüssiger."

D: „Vielleicht sind auch gewisse Schranken dann nicht mehr so hoch. Der Mann wird mutiger, die Frau auch."

G: „Um es knapp zu sagen – ohne Alkohol würden viele Amouren nicht zustande kommen."

D: „Was noch?"

G: „In früheren Jahren diente der Alkohol in unserem Beruf manchen Kollegen zur Herstellung der Arbeitsfähigkeit. Vor dem ersten Glas waren die Gehirnzellen quasi ausgetrocknet. Und Bier und Wein und sogar Schnaps waren immer präsent – im Büro und bei den Journalisten-Treffs nach Feierabend."

D: „Ja, ohne Alkohol keine Kreativität. Bei mir ist das nicht so, allenfalls in minimalen Dosen. Ich ermatte eher. Wann verschwand eigentlich der Alkohol aus unserem Arbeitsleben?"

G: „Vor allem mit der Einführung der Computer-Technologie in den Redaktionen. Die Arbeit verdichtete sich, die Kollegen verschwanden hinter den Bildschirmen und damit war es auch mit der Geselligkeit vorbei."

D: „Außerdem verzeiht es die Tastatur im Unterschied zur Schreibmaschine nicht, wenn man ein Glas Cola-Cognac darüber schüttet. Wir haben übrigens einen wichtigen Aspekt bislang nicht erwähnt: Trinken, weil es gesund ist. Rotwein zum Beispiel wird, jedenfalls in Maßen, von Medizinern gutgeheißen. Franzosen gelten ja gerade deswegen als weniger anfällig für den Herzinfarkt."

Bevor wir uns in einer endgültigen Glorifizierung des Trinkens verlieren können, hat sich Herr Nagy wieder herbeibegeben und offeriert Zigarren zum Getränk.

G: „Mich beschäftigt die Frage, wie es der Geistes-Heroe Johann Wolfgang von Goethe geschafft hat, jeden Tag unfallfrei zwei Flaschen Wein zu konsumieren – und dabei auch noch rechtschaffen coole Schriften zu verfassen."

D: „War ja ein durchaus begabter Autor!"

G: „Die F.A.Z. hätte ihn vermutlich nicht beschäftigt. Schrieb selbst für eure Zwecke zu weitschweifig."

D: „Bismarck soll jeden Mittag eine Flasche Champagner geleert haben und war immer noch regierungsfähig. Man fragt sich: Wie haben die das geschafft? Die hatten ja im Zweifel eher weniger Bewegung als wir."

G: „Es gab ja noch kein Gym und keine Muckibude und gejoggt wurde auch nicht. Rüstiges Ausschreiten war das Höchste des Sporttreibens. Wie ist es denn um deinen Konsum bestellt?"

D: „Ich trinke vorwiegend Wein, ich stamme ja aus dem Markgräflerland, einer Weingegend. Abends trinke ich eigentlich regelmäßig ein Viertel."

Der unvermeidbare Herr Nagy fragt nach weiteren Wünschen. Ein Bier zur Currywurst? Was Härteres? Wir bestellen erstmal ein Wasser. Herr Nagy ist professionell genug, uns seine Verachtung nicht spüren zu lassen.

D: „Wo waren wir stehengeblieben?"

G: „Wird man eigentlich durchs Trinken vergesslicher?"

Gutmütiges Lachen. Auf dem Tonband ist zu hören, dass der Barmusiker jetzt ziemlich schmissig wird. Wir lassen uns nicht stören.

G: „Man darf nicht übersehen, dass die Alkoholgewohnheiten sehr unterschiedlich übers Land verteilt sind. In München, wo ja bereits der Balkan beginnt, wird die mindestens zweistündige Siesta ja auch gern genutzt, sich ein Weißbier oder gleich eine Maß einzuhelfen. Als ich in München gearbeitet habe, war ich doppelt so breit wie heute – ich meine: körperlich – weil ich die Usancen der dortigen Eingeborenen übernommen habe. Das würde ich heute gewiss nicht mehr schaffen. In einem auf Tüchtigkeit der Bevölkerung fußenden Landstrich wie der Rhein-Main-Region würde das zudem gesellschaftlich geächtet."

D: „In der Frankfurter Partnerstadt Lyon ist es normal, dass die Berufstätigen sich bis halb vier Uhr am Nachmittag dem körperlichen Wohl widmen. Niemand kann sagen, dass diese Gegend weniger erfolgreich sei als andere in Frankreich – und niemand kann behaupten, dass München weniger erfolgreich sei als etwa das sauertöpfische Hamburg."

Herr Nagy ist wieder da. Wir werden mit Zigarren versorgt und er empfiehlt uns, wir sollten die Würzigkeit des Rauchwerks mit etwas Süßerem kontrastieren. Herr Nagy gestikuliert und redet stakkatoartig auf uns herunter.

Herr Nagy: „Sie haben ja die leichtere Zigarre, da würde ich einen Single Malt Whisky mit einem Finish von zwei Sherrysorten empfehlen. Und bei Ihnen sollte es ein Botucal sein, eine Rum Reserva aus Venezuela, die den Charakter eines flüssigen Desserts hat, mit einer schönen tiefen Schokoladennote."

G: „Darf ich Ihnen mal eine Fachfrage stellen?"

Herr Nagy: „Bitte!"

G: „Schmecken Sie das alles, was Sie hier so glühend beschreiben?"

Herr Nagy: „Aber ja! Das liegt an der Sensorik, das kommt mit der Zeit."

D: „So alt sind Sie doch noch gar nicht."

Herr Nagy: „Ich kann Ihnen versichern: Alles, was wir hier stehen haben, und jeden Drink, den wir anbieten, habe ich wenigstens schon einmal getrunken."

Wir starren halb fassungslos, halb anerkennend auf das gewaltige Flaschenregal hinter dem Tresen.

G: „Nehmen Sie das eigentlich als Arbeitsgetränk mit nach Hause?"

Herr Nagy: „Nein! Ich habe zu Hause eine recht große Auswahl an Spirituosen. Allerdings trinke ich privat kaum Alkohol."

Spricht es und skatet davon, um den Getränkenachschub zu sichern.

G: „Kannst Du Dich eigentlich an Deinen ersten Drink erinnern?"

D: „Ja. Das war ganz harmlos, ein Gläschen Wein am Mittag. Da war ich 14. Ich weiß nicht, ob das in deinen Augen früh oder spät war."

G: „Da bist du eher ein Spätberufener."

D: „Das war bei Bekannten im Nachbarort, bei einem Schlachtfest. Da hat mein Vater befunden, jetzt sei es so weit, jetzt könnte ich mal ein Glas Wein probieren. Und bei dir?"

G: „Ich wurde von einer Freundin meiner Mutter (in deren Abwesenheit) genötigt. Die Frau war des Glückes voll, weil ihr verschwundener Hund wieder aufgetaucht war, und sie war durstig. ‚Du trinkst jetzt mit', verfügte sie. Sie hatte Erdbeer-Wein dabei. Ich war elf. Mein Körper hat rebelliert, die Mutter musste die Spuren dieser Rebellion aufwischen. Die Freundschaft zwischen ihr und dieser Frau war danach über längere Zeit erkaltet."

Später, beim Abhören des Tonbands, werden wir bemerken, dass es jetzt zu längeren Gesprächspausen kommt. Der Alkohol beflügelt offenkundig auch das gemeinsame Schweigen.

„ Osteuropa und die Tradition der Trinksprüche "

G: „Du bist ja oft in Osteuropa unterwegs. Stimmt eigentlich der Mythos, dass dort ausgiebiger und härter getrunken wird als bei uns?"

D: Der Mythos kommt nicht von ungefähr. In Russland und in der Ukraine wird mächtig gesoffen, vor allem auf dem Lande und unter älteren Männern. Dort sind die Trinktraditionen natürlich auch gänzlich anders. Wein ist, außer in der Schwarzmeer-Region, so gut wie unbekannt. Wodka wird hingegen so getrunken wie bei uns Bier oder Wein, auch zum Essen. Bei meinem ersten Besuch in St. Petersburg sah ich fassungslos, wie zwei Männer zum Mittagsmahl eine Flasche Wodka leerten. Das waren keine Alkoholiker! Was mich allerdings besonders berührt, ist die sehr schöne Tradition der Trinksprüche, die bei guten Zusammenkünften vor jedem Wodka ausgebracht werden müssen. Sie folgen immer einer festen Reihenfolge und festen Ritualen. Der zweite Trinkspruch geht zum Beispiel auf die Gastgeber, der dritte auf die Frauen, der fünfte auf den Weltfrieden … Wenn man als Westeuropäer da mithalten kann, ist man sofort der King. In Moskau wurde ich einmal gebeten, den dritten Spruch, die Huldigung an die Frauen, darzubieten. Dazu stehen die Männer auf, die Damen bleiben sitzen. Als ich fertiggesprochen hatte, waren die Russen restlos begeistert und riefen: „Er ist einer von uns!" Die Trinksprüche sind eine Herausforderung an die Schlagfertigkeit und den Intellekt. Gibt es bei uns leider nicht."

Das Gespräch wendet sich wieder den heimischen Trinkgebräuchen zu. Schnell nähern wir uns einer existentiellen Frage: Sind wir eigentlich imstande, uns qualifiziert selbst zu versorgen?

G: „Ich trinke gern einen guten Wein, ohne dass ich für mich in Anspruch nehmen könnte, ein Spitzenweinkenner zu sein. Gewiss hat sich der Geschmack seit den finsteren Lambrusco-Zeiten verfeinert, aber mir ist keine solche Finesse zu eigen, dass ich eine 250-Euro-Flasche recht zu würdigen wüsste."

D: „Man kann sicher eine Gülle von einem anständigen Wein unterscheiden. Auch ahnt man, dass eine Flasche Rotwein für drei Euro fünfzig nicht unseren Ansprüchen genügen könnte."

G: „Außerdem gucke ich beim Einkauf auch aufs Etikett…"

D: „Fällst du auch drauf rein?! Ich auch. Irgendwie geht man davon aus: Wer ein geschmackvolles Etikett entworfen hat, kann beim Wein auch keine grundlegenden Fehler begangen haben."

G: „Was natürlich Quatsch ist."

D: „Natürlich. An sich kaufe ich inzwischen fast ausschließlich, was ich schon gekostet habe. Gern direkt beim Winzer. Es gibt so großartige junge Winzer – in Rheinhessen, in der Pfalz. Ein gutes Angebot haben zum Beispiel auch die Bischöflichen Weingüter in Trier – großartige Rieslinge."

G: „Die Katholiken haben's einfach drauf."

D: „Die haben's echt drauf."

G: „Es ist ja eine meiner Lieblingsideen, dass man mal die Landkarte der leiblichen Genüsse (Weinanbau, Bier-Region, gutes Essen) und die Karte der konfessionellen Verbreitung in Deutschland übereinanderlegen sollte. Da werden wir den Beweis finden für die Übermacht der katholischen Lebensart: Überall dort, wo die Katholiken zu Hause sind, gibt es den besseren Wein, das bessere Bier, das bessere Essen."

D: „Da bin sicher. Den Protestanten ist die Lebensfreude nicht so gegeben. Da gibt es eher Tee zum Essen."

Die Bar füllt sich. Herr Nagy macht sich rar, der Lärmpegel steigt. Aber wir haben ein Stadium der Unbeirrtheit erreicht.

D: „Kannst du dich an deinen ersten richtigen Rausch erinnern?"

G: „Hab ich vergessen."

D: „Geht mir auch so."

G: „Aber um die Wahrheit zu sagen: In der schludrigen Jugendzeit haben wir allerlei gezecht. Die Kumpane, alle fühlten sich irgendwie links, diskutierten über Marx und die Psychoanalyse und hörten Schallplatten von Franz Josef Degenhardt. Wenn Frauen dabei waren, auch mal Leonhard Cohen."

D: „Von Degenhardt gibt es ja diesen wunderbaren Song ‚Ich möchte Weintrinker sein'".

Ein dokumentarischer Einschub: Degenhardt, erste Strophe:

Ich möchte Weintrinker sein
Mit Kumpanen abends vor der Sonne sitzen
Und von Dingen reden, die wir gleich verstehn
Harmlos und ganz einfach meinen Tag ausschwitzen
Und nach Mädchen gucken, die vorübergehn

G: „Zur Gymnasialzeit gab es ja auch die Bottleparties. Jeder brachte irgendeine Flasche mit, was unweigerlich dazu führte, dass allerlei durcheinander getrunken wurde. Wir saßen im Kreis. Die geleerten Flaschen wurden in der Mitte gedreht. Derjenige, auf den der Flaschenhals zeigte, musste ein Kleidungsstück ablegen. Mit dem Ergebnis, dass bald alle Jungens in der Unterhose dasaßen. Die Mädchen hatten vorgesorgt und 15 Kleidungsstücke übereinandergezogen."

D: „Da wir so schön drüber reden, will ich eingestehen: Du hast Recht. Wir haben früher nicht weniger getrunken. Heute sind vielleicht alle aufmerksamer. Und früher gab es keine Selfies, die immer gleich alles enthüllen."

G: „Damals war das Trinken irgendwie unschuldiger. Heute sind die jungen Leute von Ernährungsberatern und Suchtbeauftragten umzingelt. Da bleibt nichts unbeobachtet und nichts analysefrei".

D: „Wir, die Medien, haben uns ja auch schuldig gemacht. Alles wird gleich skandalisiert."

G: „Natürlich sind unsere Labore inzwischen so raffiniert, dass sie in unseren Getränken Schadstoffe finden, die früher gar niemand kannte. Glyphosat im Bier zum Beispiel..."

D: „Unser Freund Otto Völker, der Binding-Chef, hat darauf hingewiesen, dass man eintausend Liter Bier auf einen Rutsch konsumieren müsste, um sich an den schädlichen Grenzwert heranzuzechen. Wie Gustave Flaubert sagt: ‚Es ist merkwürdig, je schärfer die Teleskope werden, desto mehr Sterne gibt es.' Aber jetzt was anderes: Hast du mal gekifft?"

G: „Gekifft wurde früher allerlei in meinem Freundeskreis, ich hab natürlich mitgemacht. Bei den Konzerten in der Festhalle, zum Beispiel bei den Rolling Stones, musste man sich nur dorthin stellen, wo die Amis waren. Über denen stand immer eine Haschisch-Wolke, und die haben gern geteilt. Gebracht hat es mir allerdings kaum was, weil ich immer schon Nichtraucher war. Das Kiffen wirkte nur zusammen mit Alkohol. Aber den Schwarzen Afghanen gab es damals fast an jeder Straßenecke, selbst hier bei uns in der Zeitungs-Mettage wurde gedealt."

Das Gespräch nimmt jetzt wirklich einen seltsamen Verlauf, als müssten wir auch sämtliche orientalischen Genussverirrungen in Betracht ziehen. D beschließt eine brutale Notbremsung:

D: „Kennst du eigentlich Alkoholiker?"

G: „Ja. Auch in unserem Beruf, aber natürlich nicht nur dort, habe ich schon einige hinübergehen sehen. Zwei-, dreimal habe ich alkoholkranke Männer in den Entzug begleitet. Das ist grauenhaft; vor allem die Veränderung der Persönlichkeit ist schwer erträglich. Und das Ausmaß, wie Familie und Freunde von der Alkoholkrankheit in Geiselhaft genommen werden – weil alle sich irgendwie auf den kranken Trinker fixieren müssen. Trinker benehmen sich kein bisschen anders als Junkies. Sie lügen, sie wickeln dich ein, sie schwören bei sämtlichen Göttern, sie klauen – nur um an ihren Stoff zu kommen. Ich hatte einen Freund, ein großes Vorbild, der an den Folgen seiner Exzesse auf grausame Weise gestorben ist. Er war ein gläubiger Katholik, er erzählte: Selbst auf den Wallfahrten kannst du diesem Teufel nicht entgehen. Denn wenn die letzten Choräle gesungen sind, abends in irgendwelchen Unterkünften, dann geht es immer nur um das eine: ums Saufen..."

Biergärten in München! Weinstände im Rheingau! Heroische Trinkstätten überall!

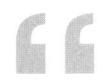

Das Gespräch ist jetzt beinahe unmerklich – jedenfalls von den Gesprächsteilnehmern unbemerkt – in eine nostalgisch verklärende Phase übergegangen. Die Herren tauschen Erinnerungen aus, in denen nahe und ferne Gaststätten als Gnadenstätten gewürdigt werden. Die Biergärten in München! Die Weinstände im Rheingau! Die Kölsch-Paläste in Köln! Die Paris-Bar in Berlin! Die Guinness-Kathedralen in Dublin! Heroische Trinkstätten überall! Herr Nagy schleicht herbei und unverrichteter Dinge wieder fort. Wir knöpfen uns ein heikles Frankfurt-Thema vor.

D: „Trinkst du eigentlich auch Apfelwein?"

G: „Selten. Obwohl er mir manchmal sogar schmeckt, aber eben nur manchmal."

D: „Geht mir auch so. Dabei zählen die Apfelwein-Gaststätten zweifellos zum Besten, was diese Stadt zu bieten hat."

G: „Und die Kellner sind ähnlich unverfroren, dreist und großartig wie die berüchtigten Köbesse in Köln. Vor vielen Jahren bin ich einmal nach durchzechter Nacht in einer Apfelwein-Schänke an der Textorstraße eingekehrt und bat den Kellner, auf mich achtzugeben, auf dass ich nicht zu viel trinke. Nach dem achten Ebbelwei tippte er mir auf die Schulter und meinte: ,He, Meister, so langsam tät' ich mal zum Gespritzte übergehn...'"

D: „Jetzt aber mal zum Unterschied der Geschlechter. Trinken Frauen anders als Männer?"

G: „Meistens nicht so viel – und wenn doch, dann werden sie eher mal gesellschaftlich geächtet. Wenn Männer sich so weit alkoholisch zurichten, dass ihnen auch mal ein Schrittfehler unterläuft, dann wird darüber eher gutmütig hinweggesehen als bei Frauen."

D: „Wir sind so erzogen. Man möchte nicht erleben, dass Frauen die Contenance verlieren, Gleichberechtigung hin oder her."

G: „Wenn eine Frau sich aber als trinkfest erweist, trinkfester sogar als die mit ihr zechenden Männer, dann ist einem das irgendwie unheimlich."

D: „Das ist wahr. Wir sehen ja beide eine konkrete Dame vor uns, wir haben das ja beide schon erlebt. Aber ihren Namen wollen wir hier nicht nennen."

G: „Auf keinen Fall...ihr Nachfolger trinkt ja nichts."

Der Gesprächsfluss ist unterdessen erkennbar über die Ufer getreten. Über Bohnenkaffee wird doziert, über Liköre. D fragt, ob man zum Fußballspiel Champagner trinken darf und antwortet gleich selbst: „Niemals!" D will auch wissen, ob es Getränke gibt, die man nie und nimmer trinken würde. G besteht darauf, dass ideologische Vorurteile beim Trinken nichts zu suchen haben: Erst einmal siegt die Neugierde, erstmal wird probiert.

D: „Ich habe bislang einen einzigen Eierlikör probiert und beschlossen: Sowas kommt mir nicht mehr über die Lippen!"

Und welche Musik passt zur Trinkerei? Während der Pianist im Hintergrund sich inzwischen dem immer stärker anschwellenden Gemurmel in der Bar unterordnet, diskutieren die Herren über „Prost, Prost Kameraden" und den Tote-Hosen-Hit „Kein Alkohol ist auch keine Lösung!" D scherzt: „Alkohol löst keine Probleme. Das tut Brokkoli aber auch nicht."

Herr Nagy meidet unseren Tisch. Wir haben zwischendurch mit einem Bier gespült, nun steht ein Kollege von Herrn Nagy bei uns; wir verhandeln über das Schlussgetränk. Der Mann hat seine Hose an breiten Hosenträgern aufgehängt und ist äußerst fürsorglich. D entscheidet sich blitzartig für einen schottischen Whisky. G wird ein Gin übergeholfen, eine Rarität aus Britannien, deren Name sich in der Geräuschkulisse verflüchtigt.

Als die Getränke auf dem Tisch stehen, bekakeln D und G noch eher lustlos, wie ein Anflug von Weltschmerz sich mitunter des Trinkers bemächtigt. Dann wird das Tonband ausgestellt. Die letzte Sprachaufzeichnung stammt von D: „Ich glaube, wir sollten das Buch machen." G nickt. Dann kommt die Rechnung.

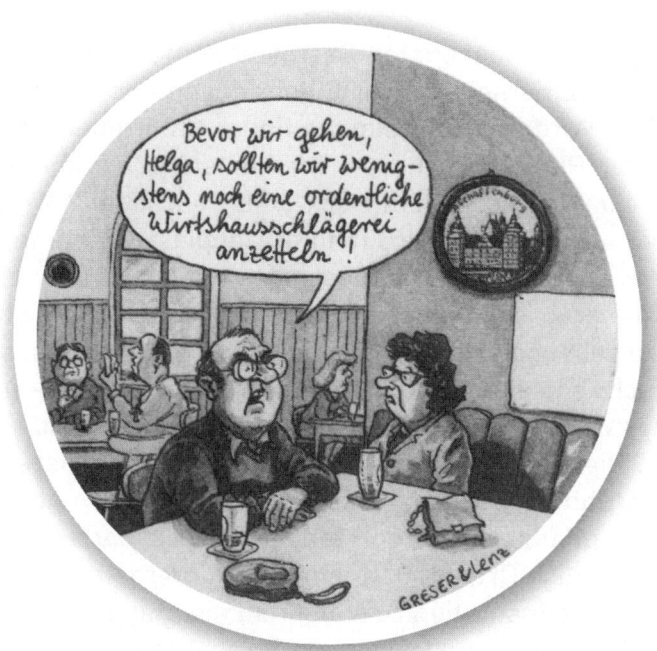

Ist der Stammtisch noch zu retten?

Im Schlappeseppel zu Aschaffenburg trinken vier Männer Bier, sprechen über Stammkneipen und Stammtische – und versinken unversehens in melancholischen Betrachtungen von geradezu kulturgeschichtlicher Dimension.

Die Kneipe sei der letzte Hort männlicher Freiheit, sagte Bruno. Dazu gehöre, daß Frauen in einer richtigen Männerkneipe nichts zu sagen hätten. Frauen störten die Ordnung, die jede Kneipe im freien Spiel der Kräfte mit der Zeit hervorbrächte, denn natürlich käme keine Kneipe, wie überhaupt nichts in der Welt, ohne Herrschaft aus. In Brunos Kneipe herrschten die Lateiner über die Nichtlateiner.

Monika Maron, Stille Zeile Sechs

Man betritt ein unbekanntes Gasthaus immer mit einer gewissen Unruhe. Einerseits erwartungsfroh, andererseits nicht ganz sorgenfrei: Wird man es heimelig finden da drinnen? Wird man einen guten Platz erobern – am besten natürlich immer mit dem Rücken zur Wand und dem Blick aufs Geschehen? Werden die Getränke schmecken? Wird man anständig aufgenommen sein in der Wirtshausgemeinde? Dieses Gasthaus hier, der Schlappeseppel in der Aschaffenburger Altstadt, rühmt sich, das älteste im Ort zu sein und erfreut sich eines beachtlichen Rufs, auch als touristische Attraktion. Zu Recht! Man öffnet die Tür – und eine Woge des Wohlbehagens fließt in den Gast. Schlagartig genießen D und G die Segnungen der bajuwarischen Bier-Inszenierung. An geschrubbten Tischen hocken an diesem frühen Abend Menschen, die offenkundig schon länger dort ausharren. Und trinken! Der richtige Ort, um über eine vom Untergang bedrohte gesellschaftliche Institution zu sinnieren: die Stammkneipe.

D und G sind verabredet mit den Karikaturisten Achim Greser und Heribert Lenz. Es geht um die Frage, ob die beiden Herren zu dem Buchprojekt ihre knorzigen Zeichnungen beitragen mögen. Dieser Abend (und ein weiterer, der sogleich verabredet werden musste) wird erweisen, dass die beiden zu dem Vorhaben passen wie der Schlussstein in einen selbsttragenden Sandsteinbogen. Das wird schon bei der Lektüre des Wikipedia-Eintrags über Greser & Lenz überdeutlich: Dort posiert Heribert Lenz mit einem Weißbier-Glas in der Hand. Welche Botschaft will uns der berufsmäßig auf Bildwirkung bedachte Künstler damit verkünden?

Greser, der das erste Bierglas in wenigen Zügen leert: Ja, gut und schön, man könnte da mittun. Aber nur unter einer Bedingung: Wir beugen uns nicht dem Diktat des Buchverlegers. Und noch etwas: Wir müssen die Veganer deutlich verurteilen.

G: „Mmmh, ja, aber das Buch heißt ja nicht ‚Essen und Trinken'. Es geht ausschließlich ums Getränk."

Greser: „Trinken funktioniert ja nicht ohne Essen. Und da muss es doch erlaubt sein, den um sich greifenden Vegan-Terrorismus in die Schranken zu weisen."

D: „Schon gut. Es gilt ja die Freiheit des Wortes. Am Wirtshaustisch wie in unserem Buch."

Eine Dame mit hochgeschnürtem Mieder schleppt das Bier herbei und zwischendurch auch ein paar Mahlzeiten. Lenz widmet sich seinem Getränk mit einer geradezu zeitlupenartigen Bedächtigkeit. Entschuldigung, sagt er, ich bin gehandicapt. Wie? Was?

Lenz: „Ich vertrage kein Bier mehr. Das heißt: nicht mehr als drei Gläser am Abend. Dann laufe ich rot an, alles juckt!"

Ein weniger von Durst geplagter Zeitgenosse wird jetzt sicher flink nachrechnen: Drei Gläser, das sind doch immerhin anderthalb Liter, beinahe ein halber Putzeimer. Der Trinkkumpan freilich fließt vor Mitleid dahin, die Diagnose ist ja rechtschaffen eindeutig: Der Mann leidet unter einer veritablen Bier-Allergie – und das hier in Aschaffenburg, einem Vorposten der fränkischen, auf fortwährendem Alkoholkonsum fußenden Lebensart. Lenz wirkt einen Moment lang etwas mitgenommen, dann kehrt sein von innen nach außen drängendes feinsinniges Lächeln zurück.

Was für ein Unterschied zu seinem Mal-Kumpel Greser! Der wirkt – zumal jetzt, da ihm bereits das dritte Bier mühelos über die Lippen geflossen ist – wie eine Humorbombe kurz vor der Explosion. Sein eher auf Rundlichkeit ausgelegter Körper (eine Beschreibung, die ohne Weiteres auch für seinen Kopf gilt) krampft und bebt, wenn die bisweilen schnarrende, jedenfalls aber unüberhörbare Stimme eine bissige Bemerkung, einen dreisten Witz, einen skurrilen Erinnerungsfetzen ins Gasthaus bläst. Und dann lacht er auch noch, laut und mitreißend, brüllend fast, und der ganze Körper brüllt mit wie kurz vorm Bersten. Wenn die Heiterkeit aus ihm herausbricht, muss man Obacht geben, denn häufig wird sie uns mit einer reichlichen Portion gutmütiger Bösartigkeit serviert. Franken-Humor.

Schon ist die Kellnerin wieder da. Sie serviert uns den Nachschub im Lieblingsglas der deutschen Gastwirte, dem Willibecher, dem in den 50er Jahren entworfenen Allerweltsglas. Der Anblick des dürftigen Trinkgeräts beschleunigt den Verzehr.

Dieser arme Lump unter den Gläsern, Jahr für Jahr zehnmillionenmal produziert und wahrscheinlich ähnlich häufig auf Steinfußböden, in Biergärten und an Wirtshauswänden zerdeppert, ist ein allgegenwärtiger Begleiter für den großen Durst. Unterschiedslos fließen in dieses vermutlich nach dem Vorbild eines Standard-Trinkers entwickelte Glas – oben wie unten dünn, im Bereich der Hüfte aber mit einer deutlich sichtbaren Ausbuchtung – Apfelschorle wie moussierendes Wasser, Weinschorle wie eben: Bier.

Lenz spült mit einem Glas Wasser. Das Tonband läuft, die Gaststätte lärmt, die Herren nehmen wohlgefällig einen Schluck Helles, die bayerische Bierart, die ohne die beim Pils übliche Bitterkeit auskommt. „Schmeckt", urteilt D. Obwohl – im Schlappeseppel gibt es schon lange kein Schlappeseppel mehr. Seit Oktober 2011, um genau zu sein.

„Wie war das", fragt G, „haben die Stammgäste den Brauereiwechsel so ohne Weiteres hingenommen?"

„Auf keinen Fall", berichtet Lenz: „Da waren Demonstrationen hier vor dem Haus, ein Sarg kam auch zum Einsatz!"

Greser: „Der Protest gegen den Bierwechsel hat mehr Menschen mobilisiert als jede Anti-Atom-Demonstration. Das war ein persönlicher Streit zwischen dem Besitzer dieser Gaststätte und dem der Brauerei. Schwer zu urteilen, wer da die größere Schuld trug." Der Wirt in Aschaffenburg jedenfalls gab damals einem Korrespondenten der F.A.Z. zu Protokoll, er fühle sich nach Auslaufen des Vertrages „so frei wie jemand nach dem Mauerfall."

D: „Das klingt so, als wären dickköpfige Akteure aufeinandergeprallt. Kann es sein, dass eine gewisse Sturheit sowieso zu den Eigenheiten des Franken zählt?"

Greser: „Stimmt. Aber oft hat er ja auch Recht!" Und lacht sein dröhnendes Lachen.

G: „Aber jetzt ist der Konflikt ausgestanden, oder? Die Gäste haben das Faust-Bier aus Miltenberg akzeptiert?"

Lenz: „Nein, nein, nicht alle. Einige Gaststätten in der Nähe haben schnell das Schlappeseppel ins Angebot genommen. Ich selbst habe ja damals auch ein Jahr lang diese Kneipe boykottiert, allerdings, ohne das groß publik zu machen …"

Aber das hier schmecke doch auch, insistieren D und G. Ja, schon, sagen die beiden Künstler. Aber es geht ja erkennbar um mehr als um Geschmack – es geht um einen Kulturkampf.

> Der Wirtshausbesuch zählt zu den großen
> gesellschaftlichen Errungenschaften.

Wir müssen schon ein paar Jahrhunderte zurückgehen, um die Seele des Aschaffenburger Biertrinkers zu begreifen, ins frühe 17. Jahrhundert. Der Krieg, das wissen wir, ist eine menschenverachtende Maschine. Ein schlimmer Kollateralschaden, das Versiegen aller Bierquellen, ist freilich nicht überall hinreichend dokumentiert. In Aschaffenburg schon! 1631 – König Gustav von Schweden hat, zu welchem Zweck auch immer, die Stadt, die aus allen Betrachtungswinkeln irgendwie am Rand liegt, erobert. Jetzt stand sein Besuch an, und der Durst des gar nicht so alten Schweden war legendär. Aber es gab kein Bier mehr. Der Dreißigjährige Krieg hatte gewissermaßen alles ausgesoffen. Rasch, so liest es sich in der Brauerei-Legende, wurde ein als Soldat verpflichteter Bierbrauer namens Joseph Lögler herbeigeschafft; er sollte dem Eroberer das Bier brauen. Tat er auch, der Trunk schmeckte bei Hofe. Der Mann wurde wegen einer Kriegsverletzung „der lahme Seppel" genannt, was ja ins Fränkische übertragen unweigerlich zu Schlappeseppel führt. In diesem Bier schwimmt also jede Menge Heimatgefühl, das schüttet man nicht leichten Herzens weg!

Wer trotz (oder vielleicht ja sogar wegen) des Bierwechsels wieder oder weiterhin kommt, der sucht, was man auch in guten Stammkneipen findet: das Vertraute. Den sozialen Zusammenhalt. Das Familiäre.

„Der Wirtshausbesuch", doziert Greser, „zählt einwandfrei zu den großen gesellschaftlichen Errungenschaften, ganz besonders hier im Frankenland. Das ist Teil der Alltagskultur. Da muss nicht begründet werden, warum man schon wieder die Kneipe aufsucht. Man geht einfach hin. Die Duldsamkeit gegenüber Trunksucht und überhaupt der Trinkerlebniswelt ist sehr groß bei uns. Natürlich gibt es auch hier alle möglichen Formen des innerehelichen Disputs, wenn die Frau zum Beispiel den Heimkehrer mit den Worten begrüßt: ‚Du versoffene Sau' – aber das ist alles harmlos, folgenlos. Natürlich fänden viele Frauen es schöner, die Männer blieben dem Alkohol fern – aber andererseits ist das ja Teil der Überlieferung und der Kultur."

G: „Versoffene Sau ist ja auch keine Beschimpfung bei den Franken, oder?"

Greser: „Es ist jedenfalls nicht so grob wie es zunächst klingt. Was man festhalten muss, ist, dass diese Trinkrituale, dieses Stammtischtreiben reine Männersache sind."

Warum eigentlich, fragt G. Und welche Rolle spielt der sonntägliche Kirchgang dabei? Oh, weiß Greser, da fängt alles an. Nach der Kirche trennen sich die Wege, die Frau geht heim und bereitet das Essen. Der Mann geht zum Frühschoppen. Eine Wunderwelt der Aufgabenteilung sei das, die immer prächtig funktioniert habe.

Greser: „Nur gut, dass wir hier keine Gender-Beauftragte am Tisch haben!" Und lacht sein berstendes Lachen. Lenz wirft ein: Diese gute Tradition sei in Auflösung, wie so vieles, „junge Frauen trinken heute häufig genauso viel wie die Kerle, mindestens!"

Greser: „Wir, die um 1960 Geborenen, wurden ja in besonderer Weise vom Teufel Alkohol umworben. Schon die jungen Kerle tranken; später, als es politisch wurde, tranken die Linken."

G: „Ach, die auch?"

Greser: „Die haben ja kaum was gemacht ohne Drogen."

G: „Hatten aber keinen Spaß dran, oder?"

Greser: „Ach, da gab es durchaus zwei Gruppen – die Verbissenen und die Hedonisten."

D: „Am besten was wegtrinken konnte man mit den Spartakisten, den Moskau-zugewandten Linken. Während die Maoisten, die KBWler, überhaupt nichts genommen haben, die wollten immer nur agitieren. Wir haben damals getextet: ‚Lieber saufen und picheln als hammern und sicheln'."

Lenz: „Auch der alte Adenauer blickte durch. Als der in Moskau war, 1955, hat er den Mitgliedern seiner Delegation aufgetragen, jeden Tag einen Löffel Olivenöl zu sich zu nehmen – damit die Wirkung des Wodkas gelindert wurde."

Die vier Herren verlieren sich in Erinnerungen an vergangene Trinkerlebnisse, vor allem die alkoholischen Verirrungen zur Studentenzeit. Unversehens hat sich die Runde in einen traditionell funktionierenden Stammtisch verwandelt, Greser wütet gegen die AfD einerseits und gegen deren geistige Brüder aus seiner Studienzeit, die Burschenschafter. „Das ist ein Schlag, den verachte ich zutiefst", sagt er, vor allem jene, die das Mensuren-Schlagen hochhalten – und da kommt ihm natürlich gleich einer in den Sinn, der auf seinem um den Brustkorb geschnallten Band, der „Couleur", stolz einen Blutfleck zur Schau trug, „widerlich". Den ruhigen Lenz versetzt vor allem in Erregung, dass zechende Burschenschafter am Tisch ausharren mussten, auch wenn ein gewisser Unterleibsdruck sie eigentlich auf die Toilette trieb, „unmenschlich!"

" Ich fühle mich total unterhopft. "

Zwischendurch schiebt Greser eine blaue Papiertüte auf den Tisch, der er mit Gummibändern verschnürte Bierdeckel entnimmt. „Haben wir mal für die Brauerei gezeichnet", erläutern die beiden Künstler – Bierdeckel mit Witz. D und G müssen nicht lange blättern, schon sind sie sicher: Das sind die trefflichen Illustrationen für das Trinkbuch. „Na", sagt Greser, „dann sind wir doch auf einem guten Weg." „Obgleich", wirft D ein, „ich fühle mich noch total unterhopft." Ach ja, Stammtischgespräche!

G will weiterhin wissen, warum sich nahezu ausschließlich Männer in diesen Trinkritualen verlieren. Er steuert auch gleich eine Beobachtung bei: In Frankfurt tritt in unregelmäßigen Abständen ein Journalisten-Stammtisch zusammen, an dem eine sonst unübliche grobe Sprachform vorherrschend ist. „Da wird munter drauflos beleidigt", sagt G, „und alle freuen sich darüber." Es sei denn, bei seltenen Gelegenheiten nehme auch mal eine Frau an den Zusammenkünften teil. „Schon werden die Witze weniger drastisch, die Sprachform diplomatischer und kultivierter. Die Männer würden sagen: Alles wirkt gezwungener." Funktioniert also der außer Rand und Band geratende Stammtisch nur mit ausschließlich männlicher Besetzung?

Lenz: „Das brauchen die Männer. Das sind ja die Rangeleien, die auch unter Hirschen auf der Lichtung stattfinden."

G: „Während die Reh-Mädels sich in die Büsche schlagen. Und äsen. So etwa?"

Greser: „Wir wollen doch mal klarstellen, dass ein solcher Vorgang ja nichts mit dem Herrschaftsstreben der Männer zu tun hat. Jeder macht seins, Männer wie Frauen. Es gibt ja auch Gesprächsformen mit rein weiblicher Besetzung, bei denen haben die Männer nichts verloren. Es wäre doch furchtbar, wenn wir dem Trend der erzwungenen Gleichmacherei folgend auf solche Erlebnisse verzichten würden."

Das Gespräch schraubt sich in immer neue Höhen; fast könnte man denken, ohne Stammtische sei das Ende der traditionellen Gesellschaft nahe. Die älteren Vertreter der Männerschaft finden sich plötzlich auf Barrikaden wieder, zur Verteidigung dieser frauenlosen Parallelgesellschaft. Ist der Stammtisch das letzte Refugium einer bedrohten Art, die Spiel- und Denkwiese des ins Wanken geratenen Patriachats? D erinnert sich an einen Satz aus Monika Marons Roman „Flugasche": „Die Kneipe ist der letzte Hort männlicher Freiheit." Die Herren schauen gelegentlich ein wenig bedröppelt – denn auf keinen Fall will irgendeiner von ihnen als Gralshüter einer frauen- und fortschrittsfeindlichen Einrichtung betrachtet werden. Sondern nur ein Bier trinken, unter Männern. Weil dieses deutscheste aller Getränke vielen Frauen ja sowieso nicht so mundet, gell?

Das freilich ist ein Irrtum, wie D und G wenige Tage später bei einer Zusammenkunft mit Bier-Experten in Erfahrung bringen. Es gebe einen ermutigenden Trend, sagen die Fachleute: Die Jungen entdecken, nach ihren Ausflügen zu Alkopops und Mixdrinks jedweder Art, das Bier. Allerdings hat der moderne Mann kein Interesse an frauenfreien Begegnungen oder überhaupt der alkoholnassen Phantasiewelt älterer Männer. Wie bei „Fußball-Events" gehören jetzt auch die Frauen unverzichtbar dazu. Und sie trinken mit! So etwas dürfte bei manchen in die Jahre gekommenen Bierkonsumenten Kopfschütteln hervorrufen. Tempora mutantur, die Zeiten ändern sich. Aber wir uns nicht, wie?

Digitalisierung löscht nicht den Durst.

G: „Kennt ihr eigentlich die Typen, die an dieser langen Tafel zusammenhocken?"

Greser: „Ja, schon. Nicht jeden mit Namen – aber jeder weiß vom anderen, was er macht, welche Vorlieben er hat, ob er schon Rentner ist oder noch arbeitet. Ich will hier auch mal sagen: Es war eine bewusste Lebensentscheidung für mich, dass ich so etwas unbedingt mitmachen und erleben will. Wer weiß, wie lange es das noch gibt? Diese Institution der Stammtische, überhaupt solcher Gaststätten, ist doch vom Aussterben bedroht – spätestens mit dem Ausscheiden jener Gäste, die jetzt im Rentenalter sind. Die wissen noch etwas anzufangen mit dem Begriff Dämmerschoppen. Die gehen dahin, ohne irgendwelche Vorbereitung, weil die anderen auch dahin gehen. Wir erleben hier gewissermaßen noch den analogen Menschen. Wenn wir uns dazusetzen, senken wir den Altersschnitt. Und es ist nirgends in Sicht, dass junge Menschen diese Situation für sich entdecken könnten. Gekillt von der Digitalisierung."

G: „Aber die Digitalisierung löscht ja nicht den Durst."

Lenz: „Die Jungen haben natürlich auch ihre Treffpunkte, und da wird ja auch getrunken. Aber andererseits bin ich überzeugt, dass jeder Trend auch seine Gegenbewegung erzeugt, dass es eine Renaissance der Kneipenkultur geben wird. Euer Buch ist vielleicht schon eine Vorbote dafür."

Aus Sicht der Gastwirte müsste die Trendwende freilich langsam mal losgehen. Seit der Jahrtausendwende schreitet das Kneipensterben epidemieartig voran, weit mehr als ein Viertel aller Gaststätten (über 14.000) mussten schließen. Mit der Tradition des gepflegten Biergesprächs bleibt da noch eine weitere Kulturerrungenschaft auf der Strecke: das Kartenspielen. „Ja, stimmt", sagt Greser, „bei uns hier gibt es ja das Schafkopfen, das in Hessen kaum gespielt wird. Wir hatten vor einigen Jahren zusammen mit Eckhard Henscheid der Frankfurter Volkshochschule angeboten, einen Schafkopf-Kurs durchzuführen. Die haben geantwortet: Vielen Dank für das Angebot, aber unser Seniorenprogramm ist leider schon voll. Das sagt ja wohl alles."

Früher, da sammelten sich oft gleich mehrere gut besuchte Kartenrunden in den traditionell orientierten Gasthäusern. „Wenn man da jung war", berichtet Greser, „durfte man bei guter Führung schon mal als so genannter Brunzkater teilnehmen – das heißt, wenn einer der Spieler zur Toilette verschwand, durfte man vorübergehend dessen Platz einnehmen. Wenn man sich gut schickte, wurde man in die Kartenrunde aufgenommen."

D: „Ganz ohne Frauen kommen ja auch diese Männer-Kneipen nicht aus, denn die Bedienung ist traditionell weiblich. Und das sind meistens Frauen, die einen gröberen Spruch vertragen können."

Greser: „Ja, unbedingt. Die gibt es hier."

Lenz: „Mehrere!"

Greser: „Die können auch austeilen."

So erstrahlt der deutsche Stammtisch im schönsten Lichte – bis D die Frage stellt: „Weshalb werden der Stammtisch und das Stammtisch-Niveau eigentlich meistens als negativ empfunden?"

Greser: „Das möchte ich auch gern mal wissen."

Lenz: „Wir haben hier in der Gaststube mal eine Umfrage durchgeführt. Danach würden ein Drittel der Gäste die AfD wählen. Dabei haben wir auch im hinteren Raum gefragt – dort, wo die Auswärtigen sitzen. Wenn wir nur am Stammtisch gefragt hätten, wäre der Anteil noch viel höher gewesen. So viel zum Stammtisch-Niveau."

Der deutsche Stammtisch eine Heimstatt für Rassismus und Vorurteile jedweder Art? Greser stellt Überlegungen an, ob bei manchen der Alkohol nicht zu „Zerstörungen zerebraler Art" geführt habe, sodass man dazu neigen könnte, einfachen Lösungen den Vorzug zu geben. „Es ist ja leider Tatsache, dass Stammtische im Ruf stehen, reaktionäre, fortschrittsfeindliche verhopfte Idioten zu beherbergen". G wirft ein, es gebe ja – im Unterschied zu anderen Diskussionsrunden – hier keine Pflicht zur diplomatischen Rücksichtnahme.

Lenz: „Der klassische Stammtisch, das sind doch Bürgermeister, Pfarrer, Anwalt, Hausarzt, Lehrer und Apotheker. Aber die prägen ja nicht das Image, über das wir reden."

Greser: „Ja, es gibt eine gewisse Hemmungslosigkeit an den Stammtischen. Aber das sind ja keine Leute, die hinterher die Flüchtlingsheime anzünden."

Lenz: „Weil sie zu betrunken sind?"

Unversehens rutscht die Gesprächsrunde ins Politische, was angesichts der beteiligten Akteure nicht wundert. Gut, dass die Kellnerin wie gerufen hinzutritt. „Du vernachlässigst uns", klagt Greser. „Draußen sitzen auch noch Gäste", sagt die Kellnerin. „Ja, der Wirt spart wieder am Personal", sagt Greser. Und bestellt noch rasch ein Helles.

G: „Wenn man sich eine Stammkneipe aussucht – sollte die so aussehen wie diese? Oder dürften es auch, beispielsweise, Stahlrohrmöbel sein?"

Lenz: „Die Hauptsache ist, dass man die Gestaltung nicht einer Frau überlässt. Mit Deckchen und Blümchen..."

Greser: „Dekorationsschrott. Kitsch!"

Lenz: „Vor vielen Jahren gab es die Ankündigung, das Lokal werde renoviert. Da ging eine Angst um, hier würden jetzt Gestecke und gehäkelte Wandsprüche Einzug halten sowie farbenfrohe Gardinen."

Greser: „Sowas hier (greift nach Salz- und Pfefferstreuer aus Blech) ist vollständig ausreichend. Vielleicht noch ein paar Zahnstocher und eine Maggi-Flasche dazu."

G betreibt schon wieder einen abrupten Themenwechsel: Man möge sich mal vorstellen, unsere Befürchtung würde nicht Wirklichkeit – Kneipen dieser Art erleben einen Aufschwung. Die junge Kundschaft kommt in Scharen – und sie kommen alle hereinspaziert, die Handys in der Hand, den Blick stets und immer auf das Display gerichtet ... „Würden Sie hier noch reingehen?"

Greser: „Wir sind ja nicht eindimensional. Aber natürlich ist es so, dass wir uns schwertun mit diesen unwägbaren Auswirkungen der Digitalisierung. Unter den Rentnern gibt es allerdings auch welche, die aufgeweckt genug sind, ein Smartphone zu benutzen. Außerdem weiß ich sehr wohl, wie segensreich es sein kann, wenn allzu waghalsige Behauptungen am Stammtisch durch eine schnelle Handy-Recherche widerlegt werden können. Eine erzieherische Maßnahme!"

G: „Es ist schön, wenn man noch an die Überzeugungskraft von Fakten glaubt. Aber im Internet gibt es doch längst Entwicklungen, die selbst den härtesten Stammtisch als harmlos erscheinen lassen. Da können Behauptungen aufgestellt und massenhaft geteilt werden, die vollkommen unwahr, infam, ehrenrührig und grotesk sind – das interessiert keinen, wenn die Behauptung nur interessant klingt. Wenn die Täter dort ihre Überzeugungen austoben, wächst sich das in Blitzeseile zu einer derart wuchtigen Welle aus, dass lästige Fakten da einfach weggeschwemmt werden."

Greser: „Ich kann mich auch nicht erinnern, dass Äußerungen an Kneipen-Stammtischen jemals politische Beben ausgelöst hätten. Im Internet sehr wohl."

G: „Am richtigen Stammtisch kann man doch auch mal Thesen vorschlagen – mal schauen, wie die Mitstreiter reagieren. Der Stammtisch 4.0 ist keine Diskussionsform. Der erschlägt einfach alles."

D: „Ich möchte auch einfach mal anmerken, dass ich das Smartphone in der Gaststätte sowieso für einen Stimmungstöter halte!" Zustimmung im gesamten Rund. Die Zeit trabt dahin wie nichts. Eben noch, so schien es, musste die rotweiß-karierte Gardine zugezogen werden, weil die Sonne dem Herrn Greser in die Augen stach. Jetzt senkt sich bereits die Dämmerung.

Am langen Stammtisch hat sich ein Schichtwechsel vollzogen. Zu Beginn hockte dort noch der Ältestenrat, mancher trotz der Wärme in einer dicken Joppe, die meisten aber im kreideweißen oder gedeckt-farbenen Hemd. Jetzt sitzt dort die Freizeitabteilung; die Hemden sind bunter geworden. Von draußen tritt ein junger Herr herein, ein aufstrebender FDP-Politiker, und grüßt die, die ihn kennen. D gibt den Hinweis, er wolle gern eine Kleinigkeit essen.

> **Veganer sollten vom Verfassungsschutz beobachtet werden.**

G: „Das gibt mir die Chance, die Ernährungsfrage zu thematisieren. Gibt es hier eigentlich eine Karte für vegane Speisen?"

Greser: „Sowas ist bis hierhin nicht vorgedrungen."

G: „Sie hatten ja bei unserer ersten Begegnung Ihre Bereitschaft zur Teilnahme an unserem Buchprojekt an die Bedingung geknüpft, sich dezidiert gegen Veganer äußern zu dürfen."

Greser: „Darf ich wirklich?"

G: „Jetzt ist Ihre Sendezeit. Oder sind wir da etwa tolerant geworden?"

Greser: „Nö! Das Veganertum ist nach meiner Auffassung der Versuch, die Welt auf den Kopf zu stellen und deshalb verachtenswert. Die Menschen, die diesem Glauben anhängen, sollten unbedingt vom Verfassungsschutz beobachtet werden."

D: „Ganz meine Meinung."

G: „Ich bin ja eher der Laissez-faire-Typ. Soll doch jeder essen, was er will – solange er dem anderen nicht seine Ernährungsform aufzwängen will."

D wirkt etwas unkonzentriert. Er blättert in der Speisekarte. „Was ist eigentlich", fragt er, „der Unterschied zwischen einer fränkischen und einer Hausbratwurst?" Offenkundig hat er nicht die Absicht, vegane Möglichkeiten in Betracht zu ziehen.

Drei Herren bestellen das Hacksteak Meyer, das zum Ekel jedes aufrechten Veganers zu allem Überfluss mit einem Spiegelei belegt wird. Lenz will nichts. Dann wenden sich die vier wieder den existentiellen Ernährungsfragen zu, äußern Verständnis für Vegetarier, die sich aus gesundheitlichen Gründen oder aus Tierliebe in die Fleischlosigkeit flüchten. „Aber das Veganertum", beharrt Greser, „ist doch ein Extremistenprogramm. Was haben die denn für ein Bild von der Welt?" D hält das Veganertreiben für ein großstädtisches Phänomen, denn „auf dem Land, wo die Nähe zur Natur und also auch zu den Tieren allgegenwärtig ist, gibt es das kaum. Wir, die wir auf dem Land aufgewachsen sind, haben immer Achtung gehabt vor den Tieren. Aber uns war auch klar: Am Ende landen sie im Kochtopf." „Bis hin zur Schildkröte!", wirft Greser ein und fürchtet gar um den Zusammenhalt der Gesellschaft. Letztlich, meint der Künstler, sei das Veganertum dem Verlust von Religiosität zu verdanken. Nichts mehr, an das man glauben kann – außer an diese fundamentalistische Ernährungslehre. Wäre es nicht an der Zeit, fragt einer listig, eine Gegenmission in Gang zu setzen?

Die Herren sind sich einig: Für Veganer muss eine traditionelle Stammkneipe eine Art Vorhölle sein. Greser, der gern ins Grundsätzliche geht, formuliert sein Bekenntnis: „Eine Kneipe ist ein Riesensegen, ein Kur- und Heilprogramm für die Seele." Da gibt es an diesem Tisch keinerlei Widerspruch.

Das Essen kommt, das Tonband, auf dem das Gesprächsgetöse der übrigen Gäste im Laufe des Abends immer stärker angeschwollen ist, wird ausgestellt. Später erinnert G noch an die Totenfeier für einen stadtbekannten Herrn in Fulda, der von einem durchs Trinken verursachten Leberleiden dahingerafft wurde. Der Pfarrer fand in seinen Abschiedsworten eine Formel, die für jeden dem Getränk zuneigenden Menschen eine religiöse Labsal darstellt: „Manchmal ist ein physischer Durst auch ein metaphysischer Durst!" Eine solche Festlegung kann natürlich jede Form von Stammtisch mit den allerhöchsten Weihen versehen. Darauf trinken wir noch einen!

DIE PERSONEN

Greser & Lenz – das sind zwei Männer, die es sich gefallen lassen müssen, fast ausschließlich zusammen wahrgenommen und genannt zu werden, ganz so, als wären sie zu einer einzigen Person verschmolzen. Das ist natürlich Quatsch, vielleicht wollen sie sich auch hinter ihrem Markennamen verbergen. Achim Greser wurde am 20. Mai 1961 in Lohr am Main geboren, Heribert Lenz am 26. Februar 1958 in Schweinfurt. Beim Grafikstudium in Würzburg haben sie einander kennengelernt – und herausgefunden, dass sie beruflich geradezu eine Idealkombination abgeben. Ihre Bürogemeinschaft, die sie Witzmanufaktur nennen, arbeitete für das Satiremagazin Titanic, wo sie ab Mitte der 80er Jahre zum Beispiel die politischen Comic-Serien „Genschman" und „Die roten Strolche" ablieferten. Zehn Jahre später begannen Greser und Lenz mit der Belieferung der F.A.Z. Ihre „Witze für Deutschland", auch in Zeiten stets raffinierter werdender Computer-Grafiken immer noch klassische Federzeichnungen, erscheinen hier fast täglich. Greser und Lenz leben in Aschaffenburg.

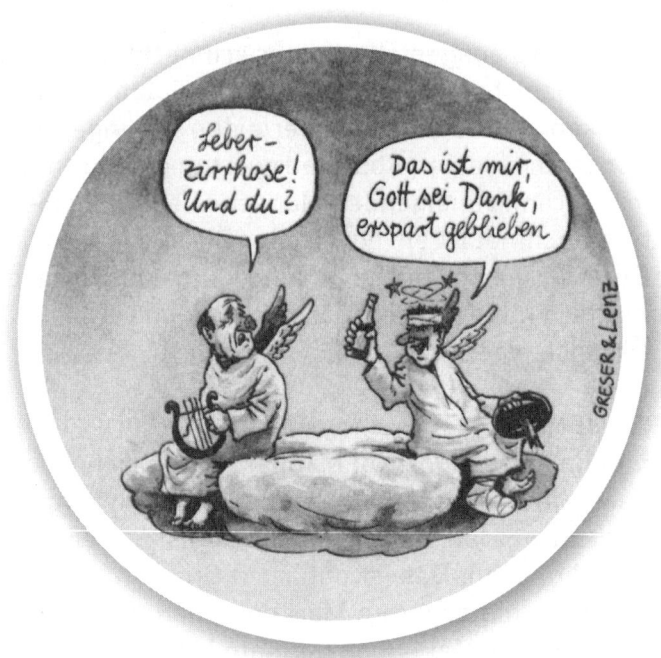

Der Whisky und ein Geschmack von Teerpappe

Im Spezialgeschäft „Whisky Spirits" gehen wir den wirklich harten Sachen auf den Grund. Am Anfang steht ein Frühstückswhisky.

Das Geschäft „Whisky Spirits" ist für den Whisky-Liebhaber das, was für den Vampir eine Blutspendestation ist. In dem kleinen Laden an der Wallstraße in Frankfurt-Sachsenhausen steht der Whisky Flasche an Flasche, von Auchentoshan bis Talisker, von Islay bis Speyside, von Japan bis zum Schliersee, insgesamt 1.500 Sorten. Inhaber Gregor Haslinger kennt sie alle. Sie stehen in einfachen Holzregalen, aber wenn das Licht ihre warmen Farben zur Geltung bringt, ist es so, als ob über den Highlands die schottische Abendsonne unterginge. Kurzum: ein Bild des Friedens und der Harmonie, so schön hat es mancher zu Hause nicht.

Von Zeit zu Zeit versammeln sich in diesem Paradies um Punkt 20 Uhr vier bis fünf Männer der Frankfurter Stadtgesellschaft, um bei kräftiger Wurst vom Gut Neuhof Neues über Whisky zu lernen. Rainer Wicke, der Spiritus rector, nennt die Mitglieder der Runde deshalb „Lehrgangsteilnehmer". Wicke ist Anwalt und Notar, ein Mann des Rechts und der Rechtschaffenheit.

Und wie lernt man etwas über Whisky? Indem man Bücher über Whisky liest? Nein, indem man ihn trinkt. An diesem Abend hat Haslinger Proben aus „Lost Distilleries" ausgewählt, das sind Brennereien, die längst untergegangen sind und deren Brände anhand von Aufzeichnungen und Erinnerungen rekonstruiert werden. Wicke, auch ein passionierter Rallyefahrer, erinnert das an einen Rennwagen, von dem 25 Exemplare im Umlauf sind, obwohl nur 16 gebaut wurden. Er fragt, ob es solche Nachbauten auch beim Whisky gebe. Haslinger beruhigt ihn: Whisky sei eine Sache der Ehre, nicht der Vermehrung.

Haslinger: „Der Whisky, den wir hier trinken, ist sicher besser und bekömmlicher als der damals gebrannte, weil wir heute ganz andere technische Möglichkeiten haben. Hiervon werden wir weder blind noch morgen mit Kopfschmerzen aufwachen."

G: „Die Zusage steht?"

Haslinger: „Solange man sich den Abend über nur dem Single Malt widmet, ist man auf der sicheren Seite."

Während dieses Präludiums stehen die Lehrgangsteilnehmer wie Schüler erwartungsvoll um den großen Meister, im Glas einen Stratheden, einen Whisky von heller Farbe. Wicke, an straffe Verhandlungsführung gewöhnt, dringt auf Sitzungsbeginn: „Wenn du wirklich davon überzeugt bist, warum gibst du dann den Whisky nicht frei?"

Haslinger: „Alsdann: Sláinte, wie der Schotte sagt – zum Wohl und auf einen schönen gemeinsamen Abend."

Noch etwas unsicher, fast tastend („Der ist doch nicht flach, oder?") geben die Versuchsteilnehmer ihre Eindrücke wieder und kommen überein, dass es sich um einen angenehmen Begrüßungswhisky handle, dem trotz seiner Leichtigkeit eine gewisse Raffinesse innewohnt. Wicke nennt ihn einen „Frühstückswhisky". G erkundigt sich nach der Aussprache schottischer Destillerienamen wie Laphroaig und lernt die Faustregel: ungefähr so, wie man es schreibt, in diesem Fall also „Lafroig".

Haslinger erläutert, dass an diesem Abend ausschließlich Whiskys gereicht werden, die nicht kaltgefiltert wurden. Kältefiltration lässt den Whisky immer brillant und klar in der Flasche stehen, nimmt ihm aber etwas Kraft. Es ist also eine Frage der Optik. Der Vorgang an sich ist ganz einfach: Durch Zugabe von Wasser wird ungefilterter Whisky wie Pastis, Ouzo oder Raki trüb, weil sich in der Flüssigkeit gelöste Fette und Öle zu einer Emulsion verbinden. Den gleichen Effekt erzielt man durch Kühlung. Fließt der Whisky dann durch eine semipermeable Membran, bleiben die längerkettigen Fette und Öle im Sieb hängen, auf der anderen Seite erscheint eine glasklare Flüssigkeit. Der geschmacklich vollkommenere Whisky ist aber der ungefilterte.

D: „Kann man mit den Fetten noch was machen?"
Wicke: „Eine Sauce?"
G: „Zur Ente!"
Wie auf ein Stichwort bittet Haslinger die Lehrgangsteilnehmer zum Buffet: Schwartenmagen, Leberwurst, Blutwurst, Fleischwurst. Es ist nicht der Abend, an das Cholesterin zu denken. Dazu reicht er als zweite Probe einen Gerston.
Haslinger: „Jetzt sind wir ganz im Norden Schottlands. Da haben wir etwas Kräftigeres im Glas, schon fast etwas Rauchiges. Von der ehemals großen Gerston-Destillerie stehen übrigens nur noch Mauerreste."

Auf die Frage, was es mit der Bewegung „Lost Distilleries" auf sich habe, erläutert Haslinger, es handle sich um ein Unternehmen, das sich der Aufgabe verschrieben habe, untergegangene Brennereien und ihre Produkte vor dem Vergessen zu bewahren. Professor Michael Moss von der Universität Glasgow trägt zusammen, was noch an Wissen über diese alten Malt-Whisky-Brennstätten vorhanden ist, und versucht nachzuempfinden, wie deren Brände geschmeckt haben könnten. Dazu dienen Daten über Brennblasen, Wärmequellen, Bodenbeschaffenheiten, Holz und Rohmaterialien. Derzeit gebe es 115 Whisky-Destillerien in Schottland, sagt Haslinger, er wisse von ehemals etwa 800. Während in Deutschland die Industriearchitektur geschützt werde, verfielen die Brennereigebäude in Schottland, obschon Whisky der maßgebliche Wirtschaftszweig sei.

Das Geschmacksurteil der Runde über den Gerston fällt einhellig aus: Mundfüllender als sein Vorgänger, kräftiger und mit leichten Anklängen von Salz, denn die Küste ist nicht weit, mit geschlossenen Augen können die Probanden sie schon von Sachsenhausen aus sehen. Doch seit wann gibt es eigentlich Whisky?

Haslinger: „Die auf 1778 datierende Glenturret-Destillerie nimmt für sich in Anspruch, die älteste in Schottland zu sein. Tatsächlich war aber die erste Großbrennerei in Schottland die Kennetpans-Distillery, von der auch nur noch Ruinen stehen, dort wurde zum Beispiel der Haig erfunden, die älteste Whisky-Marke, die wir heute immer noch auf dem Markt finden."

D: „Was können Sie mit Ihrem enormen Wissen überhaupt noch Neues erfahren?"

Haslinger: „Es ist das Recherchieren, das mir Freude macht. Ich habe inzwischen 360 Destillerien besucht und fotografiert und verfüge über eine ganz ansehnliche Datenbank. Leider gibt es nicht viele, mit denen ich mich darüber austauschen kann."

G: „Warum ist Ihnen der Whisky so wichtig?"

Haslinger: „Es ist die Vielfalt dieser Spirituose, die mich fasziniert. Obwohl Whisky aus nur drei Zutaten besteht – Gerste, Wasser und Hefe – werden Sie in meinem Laden keine zwei Abfüllungen finden, von denen Sie sagen könnten, sie schmeckten gleich. Für die Aromenbildung spielt außer den Grundzutaten die Lagerung eine große Rolle, also Fasstyp, Reifezeit, Lagerort. Das schafft keine andere Spirituose, auch Cognac nicht."

> **Mein erster Whisky: ausgebrannter Dachstuhl, rauchende Teerpappe, tote Katze.**

Er berichtet vom ersten Whisky, den er mit 18 Jahren bewusst trank, einen Ardbeg. Geschmackseindruck: ausgebrannter Dachstuhl, der noch leicht schwelt, mit allem, was dazugehört, das verschmorte Elektrokabel, die rauchende Teerpappe, der glimmende Teppich und die tote Katze in der Ecke – alles in einem Glas. Aber was für eine Entdeckung!

G: „Da muss man doch pervers sein."

Haslinger: „Na ja, der Ardbeg war auf Anhieb sicher nicht mein Lieblingswhisky, aber ich war fasziniert davon, dass es das gibt, verdichtet in einem Glas. Meine Neugier war geweckt."

D: „Ging mir auch so. Ich kannte Whisky lange nur als Bourbon, aber als ich mehr aus Zufall zum ersten Mal Ardbeg trank, war ich von den Socken. Es war wie ein Erweckungserlebnis."

G: „Der gemeine Teutone kennt Whisky ja nur als Whisky-Cola. Wie angesagt ist Whisky als seriöses Getränk?"

Haslinger: „Die Liebhabergemeinde wächst. Als ich 1998 hier anfing, war ich einer von vielleicht einem Dutzend Whiskyhändlern in Deutschland. Heute gibt es ein halbes Dutzend allein hier in Frankfurt. Wenn es die Nachfrage nicht gäbe, existierten diese Läden nicht. Dazu kommt, dass es inzwischen mehr Whiskymessen als Wochenenden gibt."

G: „Wie sieht der typische Kunde aus, der einen aus Ihrer Sicht guten Whisky kauft, wenn man mal von unserem Freund, Herrn Wicke, absieht?"

Haslinger: „Das lässt sich schlecht verallgemeinern. Es ist nicht eine bestimmte Berufsgruppe, eine Altersschicht oder eine Klasse per se. Was die Kunden verbindet, ist sicher eine gewisse Art Lifestyle, aber wie bei mir selbst ist es die Überraschung, die

Entdeckung, was in Whisky aromatisch alles zu finden ist. Dazu kommt der gesellige Aspekt, denn Whisky trinkt man am besten in einer netten Runde."

G: „Wirklich? Haben wir nicht Bilder des Whiskytrinkers im Kopf, der alleine in der Bibliothek oder am Schreibtisch sitzt, während es Abend wird?"

Haslinger: „Klar, das gibt es auch, es schließt nichts aus."

D: „Geselligkeit ist das eine, aber es ist andererseits ja kein Zeichen dumpfen Trinkens, wenn jemand am Ende eines Arbeitstages ganz für sich mit einem Whisky einfach abschalten und den Trubel des Tages hinter sich lassen möchte."

G: „Und welches Getränk fällt mir dazu ein? Champagner jedenfalls nicht."

Haslinger: „Der Whisky kann tatsächlich beides. Hüten sollten wir uns vor Klischees. Manche sagen, wir müssten Whisky und Zigarre zusammenbringen. Ich frage mich, warum. Für mich ist das wie Fußball schauen und dabei Sex haben, das funktioniert nicht. Entweder man hat bei dem einen Spaß oder bei dem anderen, beides zusammen bringt keine Genusssteigerung."

D: „Wenn wir schon dabei sind: Enthemmt Alkohol?"

Haslinger: „Das ist wissenschaftlich bewiesen, und ich weiß es auch aus eigener Erfahrung."

D (zu G): „Du auch?"

G: „Meine Beobachtung ist, er macht hellsichtiger."

Haslinger: „Whisky ist zweifellos ein Getränk, das nicht abstumpft, sondern belebt."

G (zu D): „Siehste?" (Und zu Haslinger): „Heißt Whisky für Sie zwangsläufig Schottland?"

Haslinger: „Maßgeblich ja. Der amerikanische Whisky wird anders hergestellt als der schottische und schmeckt deshalb ganz anders."

D: „Ist der Internethandel eine Konkurrenz für Sie?"

Haslinger: „Nein. Ab und zu kommt ein Kunde, lässt sich beraten, tippt dann etwas in sein Telefon und sagt, dass er diese oder jene Flasche woanders fünf Euro günstiger bekomme. Dann empfehle ich freundlich, dort zu bestellen. Der Whiskyverkauf ist nur ein Teil meines Geschäfts, der andere besteht aus Tastings, die wir ein- bis zweimal in der Woche für bis zu 35 Personen anbieten. Dazu kommen private Veranstaltungen."

D: „Das heißt, sie haben auf angenehme Weise fast jeden Abend einen sitzen?"

Haslinger (lacht): „So gesehen, bin ich Berufsalkoholiker, ja."

Wicke ist an dieser Stelle der Hinweis wichtig, dass er jedes Jahr zusammenhängend sechs Wochen weder Alkohol trinke noch Fleisch esse. Das sei er sich als Katholik schuldig.

G: „Beim Protestanten ist die Leidensfähigkeit ja eingebaut. Für Katholiken hingegen ist es ein echtes Opfer, deshalb erwähnen sie die sechs Wochen Verzicht so gerne. Ich möchte nur darauf hinweisen, dass das Jahr 52 Wochen hat."

Wicke: „Wenn ich mich an diesem Tisch so umschaue, stelle ich fest, dass sechs Wochen Askese auch anderen ganz guttun würden."

G: „Nur Herrn Haslinger nicht. Unvorstellbar, dass an seiner Stelle so ein Asket hier säße."

D: „Mit stechendem Blick!"

Wicke: „Man wird sich doch noch wehren dürfen gegen diese inquisitorischen Journalisten!"

G: „Wir sind entweder feinfühlig oder einfühlsam. Inquisitorisch gibt's nicht."

Wicke: „Darauf einen Brennivin!"

Alle anderen: „Is'n das?"

Wicke: „Das ist ein isländischer Aquavit mit einem schwarzen Etikett, räumt den Magen auf."

Haslinger: „Ach nee, lass mal stecken."

Stattdessen, und das ist gut so, präsentiert Haslinger den nächsten Whisky: „Jetzt haben wir einen Ballechin im Glas, ehemals eine winzige Farmhaus-Destillerie."

Wicke: „Ist deshalb die Flasche so klein?"

Haslinger: „Nein, die große ist ausgegangen, aber ich wollte Ihnen den Ballechin nicht vorenthalten."

Wicke: „Entschuldigung angenommen."

Haslinger: „Das Ballechin-Gebäude steht noch, aber es zerfällt, mittlerweile fließt ein kleiner Bach hindurch. Man könnte es kaufen und eine neue Brennerei einrichten, aber im Moment betreibt die Nachbarbrennerei Edradour, die kleinste in den Highlands, den Betrieb und produziert etwa 100.000 Liter im Jahr. Edradour möchte neben dem eigenen milden Whisky unter dem Namen Ballechin einen rauchigen herstellen, wie er in der Region früher produziert wurde, weil es in der Gegend viel Torf gibt, das günstigste und nebenbei nicht das schlechteste Brennmaterial. Damit wird die Gerste gedarrt, deswegen haben wir jetzt einen sehr schön kräftig-rauchigen Whisky in der Nase. So haben Highland-Whiskys vor 100 bis 150 Jahren geschmeckt, das Torfige war nicht auf die Insel Islay beschränkt."

G (ganz vorsichtig): „Würden Sie in so einen Whisky einen Tropfen Wasser geben?"

Haslinger: „Unbedingt. Wasser in Maßen verdünnt den Whisky nicht, sondern schließt zusätzliche Aromen auf, die der Alkohol überdeckt."

Das Getränk verleiht den Gedanken Flügel. Als Haslinger, der wirklich alles weiß, den ehemaligen Destillerie-Manager Ian Henderson erwähnt, wirft Wicke versonnen ein: „Ian Anderson, dieser wichtige Mann bei Jethro Tull, der Flötist..." Großes Ah und Oh bei den anderen, die bisher Wickes Musikgeschmack ganz anders eingeschätzt oder bezweifelt hatten, dass er einen besitze, der über Opern hinausgeht.

D: „Er ist einer von uns!"

G: „Ein großer Farmer, der Typ, der Ian Anderson."

Wicke: „Er ist der Beste aus meiner Sicht", wobei offenbleibt, ob er Anderson oder Ballechin meint, weil Haslinger die Runde wieder zum Lehrgangsstoff zurückführt: „Dieser kräftig-rauchige Whisky mit 50 ppm Phenol..."

Wicke: „Was kostet die Flasche?"

Haslinger: „Derzeit habe ich ja leider nur die kleine Flasche hier für 22 Euro."

Wicke: „Mach ein Angebot für die große!"

Haslinger: „Fünfundfünfzig."

Wicke: „Das Angebot steht, ich bestelle drei große Flaschen vor."

D: „Ich bin dabei."

Wicke erinnert daran, dass eine frühere Runde ein ganzes Fass gekauft hat. Wobei der Kaufakt als solcher, wiewohl ordnungsgemäß zustande gekommen, im Nebel der Erinnerung verschwimmt. Es war so, dass die Lehrgangsteilnehmer einander anderntags anriefen und vorsichtig fragten, ob sie es auch so verstanden hätten, dass sie gemeinsam ein Fass Whisky gekauft hätten. Genauso war es.

G experimentiert immer noch mit der Zugabe von Wasser und teilt seine Eindrücke mit: „Interessant, dass er zu Beginn etwas feiner wirkt, aber dann so hinterhersticht."

Haslinger: „Genau. Das ist ein Whisky, an den Sie noch morgen früh beim Zähneputzen denken."

D: „Würden Sie sagen, dass die rauchigen Whiskys eher für Fortgeschrittene sind und die milden für Einsteiger?"

Haslinger: „Nicht unbedingt, bei mir war es genau andersherum."

G: „Sagen Sie doch bitte noch was zu den Gläsern."

Haslinger: „Sofort, ich hole nur rasch den nächsten Whisky." (Geht ab.)

Wicke (leise): „Das ist das Beste, was wir den ganzen Abend getrunken haben."

D (sein Bierglas beiseiteschiebend): „Dagegen kannste die ganze Binding-Plörre vergessen."

G (leichte Schärfe in der Stimme): „Ich gebe zu Protokoll und möchte das in dem Buch gedruckt sehen, dass ich mich von dem in bestimmten Kreisen verbreiteten Binding-Bashing distanziere!"

Haslinger (kommt zurück): „Lange war der Whisky-Tumbler das klassische Glas. In dem ließ man den Whisky kreisen, vielleicht mit Eiswürfeln drin, deswegen war die Glaswand so dick, damit sich die Handwärme nicht auf das Getränk überträgt. Doch immer, wenn Sie Getränke kühlen, reduzieren Sie die Aromen. Das tut manchen Spirituosen ganz gut, denken Sie an den amerikanischen Whisky on the rocks."

G: „Daraus hören wir die ganze Verachtung."

Haslinger: „Sagen wir so: Der amerikanische Whisky ist von anderer Struktur. Er ist sehr robust, sehr harsch, beim Bourbon dominiert das Holz, manche sind sogar bitter. Um das zu zähmen, nimmt man Eiswürfel, damit es für den Gaumen gefügig wird. Für schottische Single Malt Whiskys eignen sich diese Nosing-Gläser mit dem kurzen Stiel besser, die vor Ihnen stehen. Damit kann man das Getränk wie beim Cognac-Schwenker mit der Hand anwärmen."

G: „Was heißt Nosing?"

Haslinger: „Damit ist das Schnuppern gemeint."

Wicke: „Ich kenne da jemanden, der zwei Jahre lang nur noch Nosing machen durfte, um sein Ableben zu verhindern."

Haslinger: „Das ist aber die Ausnahme!"

G (mehr am Hier und Jetzt interessiert): „Nochmal zu den Gläsern..."

Haslinger: „...und zur Frage: Eiswürfel oder nicht? Eine Frage, die sich für einen Cognac-Trinker gar nicht stellt, denn wer wirft schon Eiswürfel in seinen Cognac? Und so sollte es eigentlich auch bei einem guten Whisky sein, weil Kälte die Aromen verschließt, aber wir wollen ja ein Maximum an Genuss daraus ziehen. Deshalb das Nosing-Glas, das sich nach oben verjüngt, so kann man den Duft gut abschöpfen, er verläuft sich nicht im Raum."

G: „Macht aber optisch nicht so viel her wie ein Tumbler. Wenn Sie zu Hause vor dem Schlafengehen noch einen kleinen Whisky nehmen..."

Haslinger: „...immer aus einem Nosing-Glas."

Wicke: „Herren, was heißt hier Schlafengehen, es geht hier nicht um Privates!"

G: „Alles, was wir hier machen, ist vor dem Zubettgehen."

D: „Und vor allem rein wissenschaftlich."

> Kühlen muss man nur ein Getränk, das nicht schmeckt.

G: „Eben. Können Sie noch was zur Trinktemperatur sagen?"

Haslinger: „Zimmertemperatur. Und bitte nicht diesen Unfug mit Kühlsteinen. Kühlen muss man nur ein Getränk, das einem nicht schmeckt. Cola kriegt man ja lauwarm nicht runter. Hingegen wird ein guter Grappa manchmal in angewärmten Gläsern serviert, weil das die Aromen fördert. Und wie beim Cognac-Schwenker überträgt sich beim Nosing-Glas die Handwärme auf das Getränk."

G: „So, jetzt stellen wir uns die schottische Landschaft vor, in die dieses Getränk passt. Aber wie ist es in der mediterranen Gegend, passt da so ein Whisky überhaupt hin?"

Haslinger: „Und wie! Die Franzosen sind inzwischen die größten Destillateure in Schottland, und Walter Schobert, der deutsche Whisky-Kenner par excellence, hat als Theologie-Student in Rom den Whisky für sich entdeckt. In Deutschland gab es seinerzeit gar keinen anständigen, da waren uns die Italiener weit voraus. Bei uns ging es erst 1963 los mit Glenfiddich, das war der Wegbereiter für die Single Malts, die wir heute hier stehen haben."

Das gilt auch für den nächsten Whisky mit dem schönen Namen Jericho, und tatsächlich lag diese kleine Farmhaus-Brennerei am River Jordan im Nordosten Schottlands, noch östlich von Speyside. Haslinger charakterisiert ihn als ebenso kräftig wie den Ballechin, zugleich aber runder. Ein Urteil, dem sich die Runde mit Zusatzhinweisen wie „fruchtiger", „fast schon süß" anschließt. Es handelt sich um einen „Vatted Whisky", einen Single Malt, aber aus unterschiedlichen Brennereien.

Haslinger erläutert, dass es durchaus noch Original-Whisky aus manchen aufgelassenen Destillerien gibt – in Fässern, die nach und nach von noch aktiven Brennereien erworben werden. Die Preise dafür erreichen allerdings drei- bis fünfstellige Beträge je Flasche. Für eine Einzelfassabfüllung von Port Ellen, einer 1983 stillgelegten Brennerei auf der Insel Islay, die vor einigen Jahren 150 Pfund kostete, werden heute auf Auktionen 5.000 Pfund geboten. Die quasi „nachgebauten" Brände der „Lost Distilleries" kommen den Originalen nahe, aber zu alltagstauglichen Preisen.

D: „Würden Sie heute noch eine Whisky-Brennerei eröffnen?"

Haslinger: „Wenn ich es wirtschaftlich könnte, auf jeden Fall. Wo sonst bekommt man so viele Prozente für sein Geld? Allein in Schottland werden im Jahr 2016 rund 40 Brennereien neu geplant oder eröffnet. Mich trägt der Whisky schon zwei Jahrzehnte durchs Leben – nicht dass ich dabei besonders reich geworden wäre, aber es funktioniert."

Wicke: „Ginge eine neue Brennerei auch in Hessen?"

Haslinger: „Dreh- und Angelpunkt ist das geeignete Wasser. Ohne das brauche ich erst gar nicht anzufangen."

Wicke: „Bad Vilbel!"

Haslinger: „Ein wunderbares Mineralwasser, taugt aber für Whisky nicht. Dann schon eher die Rhön."

G: „Die Frage ist, ob die Menschheit auf einen Whisky aus der Rhön wartet."

Haslinger: „Na ja, in Deutschland produzieren inzwischen mehr Brennereien Whisky als in Schottland. Genauer gesagt: Sie haben ihre Obstbrennanlagen und stellen auch Whisky her."

Natürlich kommt die Runde auch auf den Brexit zu sprechen – und erlebt den sonst so ausgeglichenen Haslinger richtig kämpferisch. Mit Sätzen wie Peitschenhieben entwirft er seine Zukunftsvision: Hoffentlich mobilisiere der Brexit die Schotten, ihren Fehler von 2014 zu korrigieren. Jahrhunderte gegen die

Engländer gekämpft und jetzt die Chance, mit einem einfachen Kreuzchen... – vertan!

G holt ihn vom Battle Field zurück: „Hat das schottische Volk eigentlich ein Alkoholproblem?"

Haslinger (gefasst): „Weniger als das skandinavische. Dazu muss man wissen, dass in Schottland der Whisky nur im Pub vergleichsweise preiswert ist. Im Ladenregal ist er oft teurer als hier."

G (versöhnlich): „Wenn erstmal die Londoner alle nach Frankfurt kommen, explodiert Ihr Geschäft."

Haslinger: „Erstmal explodieren die Mieten."

Angesichts dieser Erwartung senkt sich Stille über die Runde. G bricht das Schweigen mit der programmatischen Bemerkung: „Ich sage euch, das ist eine gute Art zu trinken."

Dieser Satz ist insofern anschlussfähig, als Haslinger den nächsten Whisky anstellt. Es ist ein Lossit von der Insel Islay, was Wicke, den Liebhaber rauchiger Sorten, zu dem Stoßseufzer „Wir sind angekommen!" veranlasst. Nur G scheint mit seinen Gedanken woanders.

G (zu Haslinger): „Ich habe inzwischen so ein Bild von Ihnen vor meinem inneren Auge. Wie Amerikaner und Japaner auf den Spuren der europäischen Geschichte Burgruinen abklappern, so tapern Sie von einer Destille zur anderen und ziehen sich die schottische Geschichte aus einem gewissen Blickwinkel rein. Was bedeutet Ihnen das?"

Haslinger: „Es ist ein Abenteuer, weil ich nie weiß, was mich empfängt. Entweder ein wilder Hund fällt mich an, oder es fragt mich ein Farmer, was ich hier suche. Oft genug zeigt er mir dann Fotos oder Pläne der ehemaligen Brennerei. Das ist wie Indiana Jones auf Whisky. Die vorhin schon erwähnte Kennetpans-Distillery zum Beispiel, 1825 stillgelegt, ist in ihren Überresten immer noch erkennbar. Sie war die erste mit einem eigenen Hafen, mit einer eigenen Bahntrasse und mit einem Kanal zur Nachbardestillerie – spektakulär!"

Quasi außer Konkurrenz und auf Kosten des Hauses kommt ein Caol Illa 2003 Signatory-Whisky ins Glas. Caol Illa („Kahl Illa" ausgesprochen) auf der Insel Islay („Ailah") ist nicht nur keine „Lost Distillery", sie ist im Gegenteil eine der ganz großen: mehr als sechs Millionen Liter im Jahr, Sieben-Tage-Betrieb rund um die Uhr, alle acht Stunden wird eine neue Fuhre Whisky gebrannt – über acht Brennblasen und mit nur zwei Mitarbeitern je Schicht.

G: „Sie sagen das so bewundernd."

H: „Die Leistung ist natürlich eindrucksvoll – die entscheidende Frage ist aber immer, ob uns der Whisky schmeckt. Caol Illa wurde übrigens in den 70er Jahren zu einer richtigen Industrie-Brennerei umgekrempelt, die keine eigene Lagerhauskapazität mehr hat. Alles, was an Whisky produziert wird, kommt in Tanklastern aufs Festland und reift dann dort. Deshalb schmecken wir in dieser Abfüllung relativ wenig Salz, was wir bei dem Lossit durchaus noch hatten. Und noch etwas: Caol Illa ist einer der wichtigsten Single Malts im Zusammenhang mit Johnny Walker, der größten Whiskymarke der Welt."

G: „Kennen Sie den Westernhagen-Song dazu?"

Haslinger: „Zu Caol Illa?"

G: „Nee, zu Johnny Walker. Sie müssen sich vorstellen, bei großen Konzerten klingt es aus tausenden Kehlen: Johnny Walker, du bist mein bester Freund." (Zu D): „Kennst Du das?"

D: „Ich kenne von Westernhagen nur das Lied, in dem er die Frauen der Welt besingt: Ihr Name war Natascha, sie kam aus Nowosibirsk. Wir tranken Wodka aus Flaschen, sie hat mich beinah erwürgt."

Es ist schließlich Wicke, der auch für die weltumspannende Kraft des Whiskys die richtigen Worte findet: „Interessant ist ja Folgendes: In jeder Bar dieser Welt, egal wo, ob in Afrika, Indien, Südamerika, ob im Busch, in der Steppe, in der Savanne oder in der Wüste – in jeder Bar dieser Welt ist Chivas Regal schon da. Ich habe mich immer gewundert, wie diese Distributionsleistung erbracht werden kann, aber ich sage auch ganz offen: Mir ist sympathisch, dass diese Distributionsleistung erbracht wird."

DIE PERSONEN

Gregor Haslinger ist einer der bekanntesten Whisky-Fachleute hierzulande, sein Geschäft an der Wallstraße in Frankfurt-Sachsenhausen wurde mehrfach als bester deutscher Whisky-Shop ausgezeichnet. Der gebürtige Hanauer kehrte nach seinem Design-Studium an der Hochschule für Gestaltung in Offenbach und Stationen in Italien und in San Francisco Mitte der 90er Jahre an den Main zurück. In einer Multimedia-Agentur leitete er Projekte für große Medienhäuser und arbeitete als Fotograf für namhafte Unternehmen. Als Hobby-Barmann entdeckte er den Whisky für sich. Schottland nennt er seine zweite Heimat, die er mindestens zweimal im Jahr besucht. Dort geht er seinen beiden Leidenschaften nach: dem Whisky und der Fotografie.

Rainer Wicke, gebürtiger Frankfurter, studierte an der Goethe-Universität Jura und arbeitet seit 1979 als Rechtsanwalt, zunächst in der Kanzlei Orth Schäfer Wicke. Seit 1991 leitet er die Sozietät Wicke Rechtsanwälte mit 20 Mitarbeitern. Zudem ist er Notar. Von seinen zahlreichen Ehrenämtern seien genannt: Vorsitzender am Berufungsgericht des Deutscher Motorsport-Bundes e.V. (seit 1988), Präsident des Instituts für das Recht der Airline Industry e.V. (seit 1997), Vorsitzender im Bundesrechtsausschuss des Bundes Deutscher Radfahrer e.V. (seit 2001), stellvertretender Vorsitzender der Freunde des Frankfurter Max-Planck-Instituts für europäische Rechtsgeschichte e.V. (seit 2011). In seiner Freizeit fährt Wicke, für den beruflicher Fleiß und Lebensfreude keine Gegensätze sind, Autorallyes und Ski und segelt Katamaran.

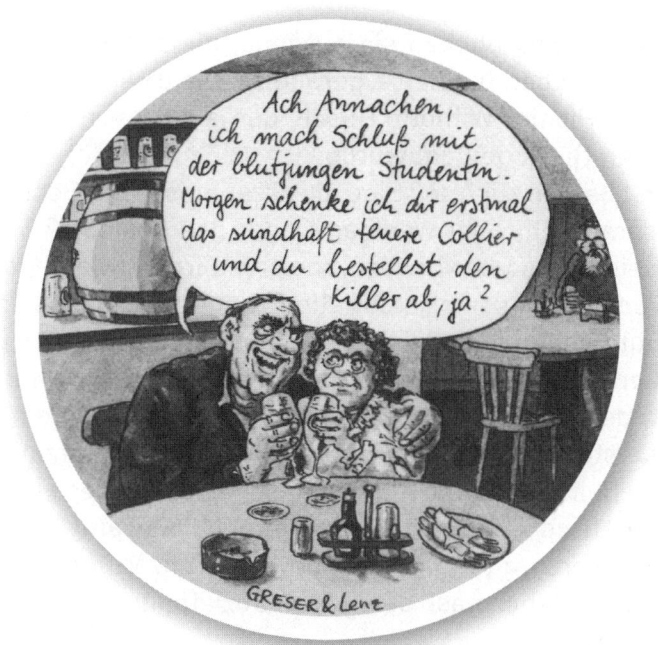

Die Buchmesse als Alkohol-Event

In der Autorenbar im Frankfurter Hof unterhalten wir uns mit dem Verleger Joachim Unseld über trinkende Literaten und trunkene Literatur. Ein Gespräch über Uwe Johnson, Ernest Hemingway, Martin Walser und andere. Und über Goethe!

> Wer als Wein- und Weiberhasser
> jedermann im Wege steht,
> der esse Brot und trinke Wasser
> bis er daran zugrunde geht.
> *Wilhelm Busch*

Selbstverständlich, so stellt man sie sich vor, diese schreibende Zunft. Immer einen gefüllten Becher neben dem Schreibutensil;

voller Verachtung blicken sie auf jene, die sich nüchtern ihren Weg durchs Leben bahnen – gerade so wie dieser Jugendliterat und Comic-Pionier Wilhelm Busch, der ja auch von einem ziemlich großen Durst geplagt wurde.

Aber ist das wirklich so? Sind die Erzeugnisse der Schriftstellerei allesamt mehr oder weniger Kinder des Alkohols? Sind jene, deren Geist wir so bewundern, meistens irgendwie gedopt? Zur Beantwortung dieser existentiellen Fragen an unsere intellektuelle Elite haben D und G einen Mann eingeladen, der im Rufe steht, kenntnisreich Auskunft geben zu können. D und G sind avisiert, der Hoteldirektor persönlich eilt herbei; in einer ruhigen Ecke steht ein Tisch bereit, mit Blick auf den Innenhof. Dort haben sich, im Licht der Abendsonne, Vertreter der Frankfurter Gesellschaft und Hotelgäste versammelt; allesamt sind sie mit Getränken versorgt, es ist ja Sundowner-Zeit. Mitten unter ihnen sitzt Jürgen Habermas, der große Sozialphilosoph, erkennbar gut gelaunt.

Dies bestärkt D und G in der Überzeugung, dass der Ort für diese Unternehmung trefflich gewählt sei: die Autorenbar im Hotel Frankfurter Hof. Da kommt er auch schon, der Gesprächspartner, wie immer leger gekleidet, die Augen blitzen listig: Joachim Unseld, der Verleger. In Frankfurt, dem Aufführungsort seines persönlichen Dramas, wird er immer noch gern in erster Linie als Sohn betrachtet, Sohn des großen Suhrkamp-Gestirns Siegfried Unseld; ein verstoßener Sohn zudem, was für ein Romanstoff, gelebte Literatur! Das Stück wurde allerdings schon zu häufig aufgeführt, als dass es uns hier interessieren könnte. Joachim Unseld hat seinen Vater in vielfacher Hinsicht überlebt; als Verleger ist er selbst ein erfolgreicher und anspruchsvoller Mann. Kaum sitzt er, hat er schon ein Thema am Wickel, das ihn gerade plagt.

Unseld: „Man weiß gar nicht, was aus dieser Gesellschaft werden soll. Alles duckt sich, alles macht sich klein und unsichtbar ...“

D stimmt eifrig zu: „Meine akademische Lehrerin Elisabeth Noelle-Neumann hat immer darauf hingewiesen: Eine alternde

Gesellschaft ist eine ängstliche Gesellschaft. Alles wird eng."
Von der Political Correctness, die alles regeln will, bis zum un-
reflektierten engstirnigen Feminismus – von allen Seiten rollt da
etwas auf uns zu.

G: „Wir erleben die Machtergreifung eines allumfassenden
Pragmatismus..."

Unseld: „Überall Spaßbremsen. Bald stehen wir ziemlich allein mit unserer hedonistischen Lebensart."

G: „Ach, irgendwann werden die Menschen merken, was ihnen
da verlorengeht und Sehnsucht haben nach Phantasie und Le-
bendigkeit und Frechheit."

Unseld: „Ich fürchte, es wird genau andersrum kommen. Die
werden sagen: ,Wenn wir schon keinen Spaß mehr haben am Leben, sollen die das auch nicht haben'."

D und G lachen, obwohl die Einschätzung einen eher frösteln
lässt. Unseld nippt an seinem Espresso.

„Unseld: Manchmal habe ich das Empfinden, wir steuern auf
eine Zeit zu, wo die Roboter alles übernehmen sollen. In Vorbereitung sollen wir schon mal dahinerzogen werden." G und D sind
schon beim Gin Tonic, den brauchen sie jetzt aber auch. „Was das
alles mit dem Alkohol zu tun hat", sagt Unseld schließlich, „das
weiß ich nicht." Dann bestellt er sich einen Sauvignon Blanc,
„wenn Sie haben, einen Sancerre!" Natürlich hat man den.

G: „Legen wir mal los. Wer trinkt eigentlich mehr – die Autoren
oder die Verleger?"

Unseld: „Nun ja, mal so, mal so. Wir haben ja in der Litera-
turszene viele Extreme. Zum Beispiel den großen Thomas Bernhard, der nur glasweise warmes Wasser zu sich nahm, warmes
Wasser und ein Röllchen von gekochtem Schinken. Und dann das
glatte Gegenteil – jene, die sich in die Krankheit hineingetrunken
haben."

D: „Wen meinen Sie?"

Unseld: „Jetzt wird es schwierig, wen soll man da post mortem
ans Licht holen?"

G: „Ach, fangen wir doch einfach mit Hemingway an ..."

Unseld: „Ja, Hemingway, der hat sich ja mit Alkohol imprägniert gegen seine Depressionen. Der brauchte den Alkohol, um sich abzuschirmen und hart zu machen. Hemingway hat sich ja auch als den großen Kämpfer inszeniert, als Macho – das war er gar nicht. Er war eher ein sanfter Mann."

Ein Mann, der gerne als mahnendes Beispiel herangezogen wird für die schädliche, ja selbstmörderische Wirkung des Trinkens. „Ich war eintausendfünfhundertundsiebenundvierzigmal in meinem Leben betrunken, aber nie am Morgen", notierte Ernest Hemingway. Diese letzte Bastion bürgerlichen Wohlverhaltens war in den 30er Jahren schon geschleift, da nutzte er die Drinks nachts als Einschlafmittel und morgens zum Aufwachen, zu früher Stunde nahm er gern den prickelnden Champagner. Das Leben im Alkoholexzess schwemmte ihm Krankheiten in den Körper – Bluthochdruck, Diabetes, Leberschäden. Und stets war da diese ständige Begleiterin, die Depression. Immer wieder versuchte Hemingway, sich zu kurieren – in den letzten Wochen seines Lebens mit einer Rosskur, die damals gerade en vogue war: Elektroschocks. Half alles nichts. Am 2. Juli 1962 presste er die Mündungen einer doppelläufigen Flinte gegen seine Stirn und drückte ab.

Hin und wieder wehen die Klänge einer fernen Musikquelle herüber. Gelegentliches Gläserklirren, Stimmengewirr auf dem Innenhof, ein Kellner bringt Knabberzeug. Unseld hat die Beine übereinandergeschlagen, er spricht leise und konzentriert und preist den Sancerre.

D und G, wortgleich: „Dann trinken wir auch einen."

Unseld: „Wenn ich auf mein näheres Umfeld schaue, dann ist einer, der sehr viel vertragen hat, der Uwe Johnson. Es kam vor, dass meine Mutter bei Zusammenkünften in unserem Haus zu Johnson gegangen ist und ihn ermahnte: ‚Eine Flasche Ballantines langt, bitte keine zweite.' Aber er war ja ein Bär von einem Mann, er blieb immer klar im Kopf und sah zu, wie einige um ihn rum – der Martin Walser, Raddatz und so weiter – immer betrunkener wurden. Johnson ist ja bekanntlich gestorben beim Entkorken einer Flasche Rotwein. Er war herzkrank, bei dem Ruck ist wohl die Aorta gerissen – er war sofort tot."

Ansatzlos wechselt Unseld von dem „bemerkenswerten Trinker Johnson" zur Frankfurter Buchmesse, auf der regelmäßig „der Peak" erreicht werde. Allgemein seien die dort Versammelten, Schriftsteller wie ihre Verleger, der Überzeugung, dass dieser Marathon nur bei zwar bedächtiger, aber auch beständiger Alkoholaufnahme zu bewältigen sei. Man redet stundenlang, steht und sitzt herum – der Alkohol dient als Stimulans, als Muntermacher.

> Früh am Morgen saßen sie alle noch da:
> Peter Hamm, Martin Walser ...

G: „Manche, die schon lange dabei sind, erzählen, auf der Buchmesse sei in früheren Jahren ungleich stärker getrunken worden, das Hochamt der Literatur sei in Wahrheit eine gigantische Trinkparty gewesen ..."

Unseld: „Ich kann ja nur aus meinem Umfeld urteilen und denke auch, dass diese Kritikerempfänge früher wilder waren. Heute ist alles formeller, die Leute bleiben nicht so lange, es gibt viele Parallelempfänge, auf denen man sich auch noch blicken lassen muss. Früher, bei uns zu Hause, weiß ich noch, dass ich mitunter morgens mit dem Schulranzen auftrat, und da saßen sie noch alle vom Abend zuvor, der Peter Hamm, der Martin Walser und wie sie alle hießen, und drehten sich um, schauten mich an und fragten: ‚Oh, schon so spät?'"

G: „Wie war das eigentlich für den Jungen Joachim, in solch eine Welt hineinzuwachsen? War das ganz normal, dass da morgens immer noch diese Zecher im Haus der Eltern herumsaßen?"

Unseld: „Ehrlich gesagt, habe ich darüber überhaupt nicht nachgedacht. Es war einfach so. Mein Vater hatte immer Gäste, es wurde immer Wein getrunken – und auch Schärferes. Der größte Unterschied zu früher ist heute: Es werden keine Schnäpse mehr gewünscht. Irgendwie sind die Menschen – ein blödes Wort – vernünftiger geworden. Aber das begann ja schon mit meinem Vater. Irgendwann ist er dazu übergegangen, Punkt zwölf Uhr nachts die Reißleine zu ziehen, und verabschiedete sich mit den Worten: ‚Ich bin nur bis Mitternacht gut.‘"

Neben uns lärmt eine amerikanische Gästegruppe. Die drei Herren verständigen sich darauf, dass es die Buchbranche offenkundig gediegen liebt. Der Frankfurter Hof und der Hessische Hof, die beiden ehrwürdigen Grandhotels, sind die Hotspots der Literaturwirtschaft. Verleger, Literaturagenten und Kritiker mieten sich mit Vorliebe hier ein; die Schriftsteller auch, wenn sie sich's leisten können oder eingeladen sind. Des Abends sind Jimmys Bar und die Autorenbar die Trutzburgen der geistigen Eliten; in der Autorenbar werden eigens zusätzliche Getränkeausgabestellen eingerichtet, um den großen Durst zu bewältigen. Was trinken Dichter und Denker denn am liebsten, fragen D und G den Kellner, der gerade mal wieder die Wünsche erkunden will. „Gin Tonic", sagt er pfeilschnell. D und G denken: So gesehen haben wir uns schon mal standesgemäß verhalten. „Und dann vor allem Weißwein", sagt der Kellner. Schon wieder ein Treffer. Das Buch ist noch gar nicht geschrieben, und dennoch benimmt man sich irgendwie artgerecht.

D und G erkundigen sich, weshalb Schriftsteller so gern trinken. D: „Brauchen die das als Stimulans?" Unseld weist diese (weit verbreitete) Ansicht noch weiter von sich: „Wer behauptet, dass er unter Alkoholeinfluss irgendeine sinnvolle künstlerische Leistung vollbringen kann, ist ein Lügner, ein Heuchler, oder er kann sowieso nichts. Für die kreative Leistung ist das unmöglich. Wenn man aus der kreativen Einsamkeit, aus dem Schneckenhaus herauskommt – dann allerdings mag der Alkohol wichtig sein. Der Künstler begibt sich unter Leute, das Trinken ist ja ein notwendiger Bestandteil der Geselligkeit, nicht wahr? Es wäre vielleicht mal ein interessantes Experiment, während der Buchmesse einen vollen Tag auf Alkohol zu verzichten. Da säße man dann wahrscheinlich um drei Uhr nachts und wunderte sich, worüber die klugen Köpfe sich unterhalten ..."

D: „Alkohol als Gegenstand der Literatur, was fällt Ihnen da ein?"

Unseld: „Da fallen einem natürlich zu allererst die Russen ein – mir persönlich vor allem auch die Zeugnisse der migrierten russischen Literatur, also von Russen, die auf Deutsch schreiben. Da gibt es in unserem Verlag ein sehr gutes Beispiel von der großartigen Anna Galkina, in ihrem Roman ‚Das kalte Licht der fernen Sterne', der das Leben in einer Moskauer Vorstadt in den 80er Jahren schildert – und da wird immerzu getrunken, nein: gesoffen. Das Trinken ist die Grundmelodie dieses Lebens und dieses Buches, den Menschen bleibt nichts anderes übrig, als sich dieses dürftige Leben wegzusaufen."

Eine kurzer Textsplitter aus dem Galkina-Buch mag für viele andere herhalten: „Ein bekannter russischer Kabarettist sagte einmal: ‚In der Sowjetunion säuft nur die Eule nicht, weil nachts die Läden geschlossen haben.' In unserem Städtchen sind auch Eulen nicht im Nachteil. Wodka, Wein und selbstgebrannten Schnaps gibt es auf dem Bahnhofsvorplatz jederzeit."

Die drei Herren sinnieren über alkoholgetränkte Textstellen in der Literatur. Wir können ja in der Geschichte weiter zurückschauen, schlägt G vor: Edgar Allan Poe, Jack London. „Hach", sagt Unseld, „lauter Angelsachsen!" Wie wär's dann, fragt G, mit Gottfried Keller. Oder mit Goethe? „Goethe", sagt Unseld, „das ist natürlich ein eigenes Kapitel wert, Überschrift vielleicht: Goethes Keller. Der hat ja penibel aufgelistet, was er eingelagert und getrunken hat".

G: „Mindestens zwei Flaschen Wein am Tag hat er geschafft."
Unseld: „Ach, mehr – vier Flaschen!"

Allerdings, der Verleger will keinen falschen Eindruck entstehen lassen: Damals, vor 200 Jahren, sei der Wein weniger stark gewesen. D und G sind erstaunt, prüfen aber natürlich nach: Tatsächlich, Goethes Wein hatte mindestens zwei Volumen-Prozentpunkte weniger als die heutigen Rebensäfte. Aber von den vier Flaschen Wein am Tag lässt sich ein Unseld, Alkoholgehalt hin oder her, sowieso nicht erschrecken. „Mein Vater", erzählt er, ein Lächeln auf den Lippen, „hat auch seine vier Flaschen bewältigt – mittags zwei, danach Mittagsschlaf, am Abend nochmal zwei Flaschen."

Die Zunft der trinkenden Schreiber füllte wohl einen gewaltigen Festsaal, könnte und wollte man sie alle zum Gelage laden. Christian Dietrich Grabbe, Jack London, Ambrose Bierce, Scott Fitzgerald, Sinclair Lewis, Eugene O'Neill, William Faulkner, John Steinbeck, Charles Bukowski, Dylan Thomas, Gerhart Hauptmann, in einer Zeit der bitteren Schaffenskrise auch der ansonsten als abstinent beschriebene Hermann Hesse.

E.T.A. Hoffmann braucht das Getränk, um sich in Schreiblaune zu bringen. Im April 1812 vertraut er seinem intimen Tagebuch an: „Habe mich mit Mühe heraufgeschraubt, mit Wein und Punsch." Damals verkehrte er noch im Wirtshaus „Zur Rose" im fränkischen Bamberg. Nach seinem Umzug nach Berlin wurde das „Lutter und Wegener" seine Stammkneipe und zehrt noch heute von diesem einstigen Ruhm. Da lassen sich auch die 1.116 Reichstaler Zechschulden gut verschmerzen, die er bei seinem Ableben 1822 hinterließ.

Auch Edgar Allan Poe behauptete, er brauche das Trinken, um seine Phantasiewelten in Schwung zu bringen. Poe: „Nach Gesellschaft verlangt mich nur, wenn ich vom Trinken angeregt bin. Da diese mich selten, genaugenommen niemals anders als angeregt gesehen haben, meinen sie, ich sei immer so."

Gottfried Keller war ein Trunkenbold – und kultivierte das Saufheldentum zum überlegenen Lebensstil. Oft hat er seine Alkoholeskapaden beschrieben. Auch in seiner Heimatstadt Zürich pflegte er munter vor sich hinzusaufen, den guten Gumpoldskirchner für 3 Franken 50 Rappen zum Beispiel. „Am Samstag-abend, da bleib ich in der Stadt und sauf für sieben Mann. Ich sag Ihnen! Und provoziere die besten Weine, daß die anderen Viecher, die Weib und Kinder haben, mit sauersüßen Mienen in die Taschen greifen…" Der Alkohol schnitzte ihm seine Spuren ins Gesicht. Häufig saß Keller über Porträtaufnahmen und belustigte sich, dass sie „eher das Bild eines alten Vorsingers und Schnapsbruders vorstellen als dasjenige des ersten Schöngeistes und arbiter elegantiarum des Jahrhunderts."

Nach heutigem Verständnis war Goethe Alkoholiker.

Und nun also Goethe. Der große Feingeist war mit einer wahren Pferdenatur gesegnet. Als Kind von Masern, Windpocken und Blattern geplagt, als Jüngling von einem Blutsturz an den Rand des Todes befördert. Mal fiel er vom Pferd, mal musste ihm eine verdächtige Geschwulst am Hals weggeschnitten werden. Die Schwermut, wie man zu seinen Zeiten die Depression nannte, kam immer wieder in Wellen über ihn; zwischendurch erwischte ihn wohl auch mal ein Schlaganfall. Der schweizerische Internist Frank Nager diagnostizierte fast 200 Jahre nach Goethes Able-ben: „Lebensbedrohliche Krankheiten haben ihn sechsmal an den Rand des Grabes gebracht."

Aber die größte Gefahr für Leib und Leben war Goethe selbst. Nach heutigem Verständnis, haben Mediziner festgestellt, war er Alkoholiker. Im Hause Goethe wurde ständig und maßlos gezecht. Zum Frühstück schon stand der Wein auf dem Tisch, zwei bis drei Liter mussten allemal hinuntergespült werden. Wilhelm Grimm, der jüngere der beiden Grimm-Brüder, notierte staunend: „Es war sehr guter Rotwein, und er trank fleißig, besser noch die Frau." Sein Biograph Richard Friedenthal zählte das alkoholische Tagwerk des Genusstrinkers Goethe auf: „Er trinkt wie stets täglich seinen guten Rotwein aus großen Flaschen, Champagner, den schweren Würzburger Steinwein." Abends, so hatte es der Hausherr verfügt, kamen in Weimar drei Sorten Wein auf den Tisch, Tag für Tag. Während der Dichterfürst auch als Greis noch voller Genuss trank und trank, übersah er geflissentlich, was er den Seinen damit zumutete. Seine Ehefrau Christiane Vulpius wurde feist und feister, „Demoiselle betrinkt sich alle Tage", vermerkte die spitzzüngige Charlotte von Stein. Christiane war gerade 51 Jahre alt, als sie im Frühsommer 1816, nach qualvollem Nierenleiden, starb. Ihr gemeinsamer Sohn August starb 14 Jahre später in Rom, im Alter von 40, an einer Leberzirrhose. Den Beerdigungen blieb der Alte fern, er trank und dichtete weiter: „Frisch, der Wein soll reichlich fließen, nichts Verdrießliches weh uns an …" Zur Erinnerung: Goethe wurde 82.

Ja, dieser Genussmensch! Die drei Herren verlieren sich in Überlegungen, wie die Umwelt die trinkenden Literaten betrachtet. Meistens verächtlich, herablassend, sauertöpfisch; es zeige sich, mutmaßt G, eine lustfeindliche Haltung. „Da haben wir sie wieder, die Restauration!", sagt Unseld, „das Cocooning, der Rückzug auf sich selbst, in die eigene Wohnung …"

G: „Aber zu Hause im Alkohol zu versinken, ist ja eine gefährliche Sache, wie man auch an der Familie Goethe beobachten kann."

Unseld: „Es gibt ja eine Zeitschrift ,Zuhause wohnen'. Man sollte überlegen, ob wir nicht ein passendes Medium für die aktuelle Geisteshaltung anbieten sollten: ,Daheim saufen'!"

Unselds Erinnerungen schlendern durch die Literaturwelt, und immer wieder findet er den Alkohol. Friedrich Dürrenmatt, der ihn in dessen Domizil im schweizerischen Neuenburg mit einem Wein aus seinem Geburtsjahr bewirten wollte. Wolfgang Koeppen, mit dem er auch schon mal zwei Flaschen Sancerre bewältigte. Und dann Martin Walser, „der putzt die Flaschen weg, das glaubt man nicht. Martin Walser will keine seiner Lesungen beginnen, ohne zuvor ein oder zwei Gläser Rotwein zu sich zu nehmen. Walser ist ja ein sehr sensibler Mensch, der sich vielleicht wappnen muss für diese Situation, wenn man liest und dieser Front von Menschen gegenübertreten muss." Harry Rowohlt,

„ein großer Trinker vor dem Herrn. Der hatte bei seinen dreistündigen Lesungen fast immer eine Flasche irischen Whisky vor sich stehen, und die hat er in dieser Zeit geleert."

G: „Haben Sie eigentlich Bukowski gelesen?"

Unseld: Ja, damals, als ich um die 20 war, natürlich. Natürlich, der Alkohol war in seinem Leben und Schreiben immer präsent – aber das war es nicht, was ich in ihm gesehen habe. Er war hammerhart in seinem Freiheitsdrang, das hat mich bewegt. Ähnlich wie bei Henry Miller."

Zwischendurch ruft Unseld seine Frau an, „es kann später werden", sagt er. Er hat noch etwas zu erzählen – seine ganz persönliche Geschichte über Samuel Beckett, den großen Iren, der den größeren Teil seines Lebens in Frankreich verbrachte: „Ich habe Beckett in seinem Altersheim in Paris besucht. Er war ja freiwillig daheim ausgezogen; das Heim war gleich um die Ecke. Es war wohl sehr schwierig zu Hause, mit seiner depressiven Frau – er konnte nicht mehr arbeiten, nicht mehr schreiben. Deshalb also das Heim. Ein Bett, zwei Stühle, zwei Tische, ein Kleiderschrank, ein Kleiderständer. Er arbeitete damals, was ich ja nicht ahnen konnte, an seinem letzten Gedicht – ein halbes Jahr später ist er gestorben. Es war ein ungeheures Hitzewetter, gefühlte 40 Grad. Ich kam rein, wir verstanden uns wie immer gut. Er war einer der reizendsten Schriftsteller, die ich je getroffen habe; voller Empathie, was bei den meisten Künstlern ja eher unterentwickelt ist. ‚Möchtest du was trinken?' fragte er. Auf dem einen Tisch standen eine Whiskyflasche und zwei Wassergläser; keine Wasserflasche. Ich schenkte mir ein, dachte noch: ‚Ich kann mir das erlauben, nicht?'. Setzte mich wieder zu ihm, er schaut mich an und fragt: ‚Et moi?' Ich hatte noch in vorauseilender Dummheit gedacht, ich müsste dem alten Herrn fürsorglich begegnen und schämte mich. Aber dann saßen wir da und pafften noch ein Zigarillo zu dem Getränk. Er war gut gelaunt, ein Ire!"

D: „Diese Art von Fürsorge will man im Alter ja auch nicht erleben! Wie kam es überhaupt zu dieser besonderen Beziehung zu Beckett?"

Unseld: „Das hatte seinen Ursprung 1959/60. Der Suhrkamp-Autor Beckett war mit ‚Warten auf Godot' zu Weltruhm gelangt, Peter Suhrkamp war kürzlich verstorben – und mein Vater leitete den Verlag und hatte Beckett noch nicht kennengelernt. Wir waren mit einem schwarzen VW-Käfer im Loire-Tal im Urlaub, mein Vater wollte sich bei Beckett vorstellen – man war zum Essen verabredet. Da wollte der Vater den Sechsjährigen nicht dabeihaben, ich blieb in der Hitze im Käfer. Das Fenster war halb geöffnet. Drinnen wurde meine Mutter unruhig und erzählte endlich von ihrer Not. Beckett, so hat sie mir berichtet, sprang sofort auf, befreite mich aus dem Auto und spendierte mir ein Eis. Der Anfang einer Freundschaft."

G: „Haben sie eigentlich mit Ihrem Autoren Alfred Neven-DuMont auch gelegentlich gezecht? Er war ja auch einem guten Rotwein nicht abgeneigt."

Unseld: „Aber ordentlich. ‚Solange ich trinken kann, geht es mir gut', hat er mal gesagt. Ich habe ja nur ein Buch für ihn lektoriert, das war sehr unterhaltsam. Mitarbeiter von ihm haben sich ständig gewundert, weshalb ich nicht geteert und gefedert aus den Sitzungen mit ihm kam."

> Eine halbe Flasche Wein ist wie eine halbe Frau, sagte Yann Queffélec.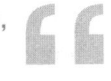

Unseld taucht ab in seine Erinnerungen. Er schwärmt von Yann Queffélec. „Großartig", meldet sich D zu Wort, „‚Die Barbarische Hochzeit' habe ich verschlungen." „Was für ein Intro", gurrt Unseld, „da gibt es nur eines: weiterlesen!"

Den später mit dem Prix Goncourt dekorierten Bestseller hatte der noch junge Unseld für Suhrkamp entdeckt und eingekauft, und natürlich kam es zu einer Begegnung mit dem Schriftsteller, beim Mittagsmahl in der Pariser Rue de Buci, im Quartier St. Germain. Eine Rotweinflasche stand auf dem Tisch und war schon zu Beginn des Hauptgangs geleert. Unseld fragt den Kellner angesichts der Tageszeit, ob er nicht eine halbe Flasche ordern könne. Da greift der Bretone Queffélec ein, energisch und unbeirrbar: „Eine halbe Flasche Wein ist wie eine halbe Frau, Monsieur!"

Während über den Gästen im Freien allmählich die Dämmerung herabsinkt, machen sich die drei übrigens sehr behutsam trinkenden Männer Gedanken über den Zusammenhang von Tageslicht und Getränkekonsum. „Der Bretone", sagt Unseld, „ist ja von eigener Art. Franzosen trinken mittags allenfalls ein Gläschen."

D: „Ganz anders die Angelsachsen, die sich auch zu früher Stunde schon harte Sachen gönnen."

Unseld: „Wie zum Beispiel der legendäre amerikanische Verleger Roger Williams Straus Jr. Ich traf ihn mittags, da kippte er sich anstandslos zwei Martini Straight auf nüchternen Magen – und keiner empfand das als unpassend."

D: „Woher mag das kommen, dass in unserem Kulturkreis erst zur dunklen Stunde getrunken wird?"

Unseld: „Wer weiß. Es gibt ja viele Versuche, das aufzuweichen – zum Beispiel durch die Happy Hour. Aber ob das funktioniert?"

G: „In dieser Stadt gibt es ja hinreichend viele Zuzügler aus Großbritannien und den USA, die importieren ihre Trinksitten. Zum Beispiel Banker, die sich ja sowieso in einer Parallelgesellschaft eingerichtet haben und natürlich aus den Büros schnurstracks an die Theken im Westend streben."

Unseld: „Zurück zu meiner Branche. Ich weiß, dass es nicht von Nachteil ist, wenn man einiges verträgt. Begegnungen sind langwierig, selten langweilig."

G: „Wie leistungsfähig sind Sie denn in Ihrer Trinkfähigkeit? Was wird Ihnen persönlich abverlangt von Ihren Autoren?"

Unseld: „Das hängt ja von dem Gesprächspartner ab. Im Gespräch mit Bodo Kirchhoff ist man mit Wasser und vielleicht einem Glas Wein dabei."

Von anderem Kaliber war natürlich Thomas Strittmatter, viel zu früh gestorben, mit 33. Der letzte Grappa im Torpedokäfer, seiner Stammkneipe im Prenzlauer Berg. „Erstmals seit Wochen fühle ich mich wieder wunderbar", soll er da laut Berliner Zeitung noch gesagt haben; 25 Minuten später war er tot – das Herz, von einem Klappenfehler lädiert, stand plötzlich still.

Unseld: „Wenn man mit dem unterwegs war, das war unglaublich. Wir haben mal zu viert zusammengesessen und 15 Flaschen Bordeaux geschafft! Ähnliche Erlebnisse gab es mit Wolfgang Hilbig, der sich auf eine Weise zugerichtet hat, dass man nicht folgen konnte. Aber trotz all dieser Erinnerungen muss man doch sagen, dass das maßlose Trinken bei den deutschen Autoren eher eine Ausnahme darstellt. In der angelsächsischen Literaturwelt, zumal des 20. Jahrhunderts, wird dem Alkohol viel hemmungsloser zugesprochen als hierzulande."

„Nun ja", sagt D, „wie war das denn mit Ingeborg Bachmann? Der hat der Rotwein ja auch geschmeckt, hört man. Peter Härtling hat uns erzählt, er habe zusammen mit Ihrem Vater die völlig betrunkene Frau einmal aufs Hotelzimmer tragen müssen."

Unseld antwortet vorsichtig: „Ich denke, es ist nicht gerechtfertigt, sie als Trinkerin zu betrachten. Zum einen ist es ja so, dass sie nicht viel vertragen hat. Zum anderen nahm sie Medikamente, um deren Kreuzwirkungen wir nicht wissen."

D und G, die auch gern ins Erzählen geraten, haben an diesem Abend die Rolle der Zuhörer und der Fragensteller.

G: „Wenn Sie über die Schriftsteller nachdenken – fallen Ihnen mehr trinkfähige oder abstinente ein?"

Unseld wiegelt ab: „Da müssen wir ja über die gesamte Menschheit sinnieren, das unterscheidet sich nicht."

G: „Meinen Sie etwa, dass wir eher die Trinkbereiten zur Kenntnis nehmen?"

Unseld: „Um mal die Kurve zu kriegen: Es ist doch aufschlussreich, dass wir drei Männer hier zusammensitzen und es fallen uns, abgesehen von Frau Bachmann, nur trinkende Männer ein. In der Tat bin ich auch der Auffassung, dass echte Abstinenz eher bei Frauen zu finden ist."

Er schweift ab nach Georgien, „ein Traum-Weinbaugebiet", wo immerzu, von Trinksprüchen begleitet, gebechert wird. D steuert die schöne Erinnerung bei, dass der georgische Zöllner an der Grenze nach der Passkontrolle unversehens hinter sich griff und dem Reisenden eine kleine Flasche Rotwein andiente: „Welcome to Georgia!" Der Verleger Unseld reist dorthin zur Autorenpflege. Lasha Bugadse hat seinen „Literaturexpress" bei ihm veröffentlicht, er trifft seine Erfolgsautorin, die Georgierin Nino Haratischwili („Das achte Leben [Für Brilka])" dort.

Unseld hält sich an seinem Sancerre fest. D ist zwischenzeitlich bei einem Negroni angelangt und preist das Getränk. G hat eine schauderhafte Erinnerung an diesen Drink aus seinem Italien-Urlaub, „alles wurde irgendwie uninspiriert zusammengeschüttet und schmeckte auch entsprechend." D: „Dabei ist diese Getränkekomposition ja denkbar einfach: zu gleichen Teilen Gin, roter Vermouth und Campari plus Eiswürfel." Ja, aber weiß jeder Barkeeper auch, was wir wissen?

Unseld berichtet von einer Visite in einer seiner Lieblingsgaststätten, Harry's Bar in Venedig. Dort musste er erfahren, dass an der Bar sein Wunschgetränk, ein Weißwein, nicht ausgeschenkt wurde. Stattdessen: Bellini. „Ekelhaft", erinnert sich Unseld, „ein billiger Sekt, der über einen unansehnlichen Brei gekippt wurde, der schon länger da herumstand. Das Ganze für 18 Euro!" Auf der Webseite der berühmten Bar liest sich die Getränkekreation Bellini, offenkundig der ganze Stolz des Hauses, ziemlich anders: Benannt nach dem mittelalterlichen venezianischen Maler Giovanni Bellini, sei diese feine, eiskalt zu genießende Mixtur aus Prosecco und dem Mus weißer Pfirsiche „der beste Champagner-Cocktail der Welt". Und wenn man mal, selbstverständlich in einem anderen Lokal, an einen ungenießbaren Bellini geraten sollte, dann möge den dortigen Barkeeper die ganze Verachtung treffen – wahrscheinlich habe er sich versündigt, indem er das fürstliche Getränk mit Pfirsich-Likör versetzt habe.

Unseld: „Kommen wir nochmal zurück zur Buchmesse. Wahrscheinlich ist es schon so, dass diese gespannte Erwartung, die eigentlich alle an dieses wichtige Ereignis knüpfen, auch dazu führt, dass man sich mit Alkohol einerseits sediert und andererseits fit hält. Die Bankette, die Empfänge, diese schnelle Abfolge von Begegnungen und Gesprächen – das alles wird leichter durch das Trinken. Hinzu kommt der athletische Aspekt: Man braucht schon Durchhaltevermögen, um mit wachem Geist durch die Tage an den Messeständen, die abendlichen Dinner-Veranstaltungen und die nächtlichen Empfänge kommen zu können."

Den Verleger drängt es allmählich heimwärts, wo Frau und Gäste schon mit dem Abendmahl begonnen haben. Aber er will nicht weggehen, ohne eine flammende Fürsprache für das frankfurterischste unter den Getränken aufs Tonband gesprochen zu haben. „Der Apfelwein ist das intelligenteste Getränk überhaupt. Es macht und hält wach! Es löst die Zunge und begleitet uns in wunderbare Gesprächssituationen. Man nimmt nicht zu davon. Vergleicht das mal mit der Münchner Trinkkultur, dieser greifbaren Verdumpfung in den Biergärten!"

Ja, mag sein, denken D und G. Der Verleger macht sich nun endgültig bereit zum Aufbruch.

> Immer wenn ich Veuve Clicquot trinke,
> ändert sich etwas.

„Eine Textstelle!", drängen D und G. Wie wäre es noch mit einer Textstelle, die wir nie mehr vergessen? Unseld kennt tatsächlich eine, „aus einem der besten kleinen Romane der Welt", wie er sagt, von dem Rumänen Mircea Eliade, „Auf der Mantuleasa-Straße", einem grotesken Werk über einen alten Mann, der in die Fänge der Geheimpolizei Securitate gerät. Bei den vielen Verhören spielt ein gewisser Champagner eine Rolle, der Veuve Clicquot, „die Witwe", wie er in manchen deutschen Bars gelegentlich geordert wird. Und jetzt Unselds Lieblingsstelle: „Immer wenn ich Veuve Clicquot trinke, ändert sich etwas."

Der Verleger ist weg. D und G grübeln über den Schlusssatz und über die trunkene Welt der Literatur. Ein Wein zum Abschluss muss noch sein. Habermas, immer noch gut gelaunt, schreitet vorbei. Der Lärmpegel steigt, von draußen drängen noch ein paar Durstige ins wärmere Innere. Warum heißt denn das Etablissement Autorenbar, fragen wir den Kellner. Na, weil sich hier immer die Autoren treffen, sagt er. Hätten wir auch selbst drauf kommen können. Auf der Webseite des Hotels hat sich jemand in poetischer Ausdrucksform versucht. „Die Autorenbar ist wie ein guter Roman: eine eigene Welt und unendlich zeitlos." Ja, genug der Literatur. Es ist bald Mitternacht, D und G streben heimwärts. Die Bar öffnet wochentags morgens um acht. Ach, diese Schriftsteller!

ZUR PERSON

Joachim Unseld, geboren am 20. September 1953 in Frankfurt, Sohn des berühmten Suhrkamp-Verlegers Siegfried Unseld, seit 1994 Verleger und alleiniger Gesellschafter der Frankfurter Verlagsanstalt. Der Odenwaldschüler, der über Kafka promovierte, wurde umfassend darauf vorbereitet, Nachfolger seines Vaters zu werden, unter anderem in renommierten Verlagen in Paris und New York. Aber dann kam es, 1991, nach heftigen Streitereien zum Bruch mit dem Suhrkamp-Chef; seither folgt Joachim Unseld seiner eigenen Lebensspur. Er lebt in Frankfurt und engagiert sich nicht nur in seinem Verlag, sondern auch, zum Beispiel, im PEN-Zentrum, für das Literaturhaus Frankfurt, für die Stiftung Buchkunst… Zusammen mit dem Schriftsteller Bodo Kirchhoff entwickelte Unseld das Konzept für den „Deutschen Literaturpreis", aus dem 2005 der renommierte Deutsche Buchpreis wurde.

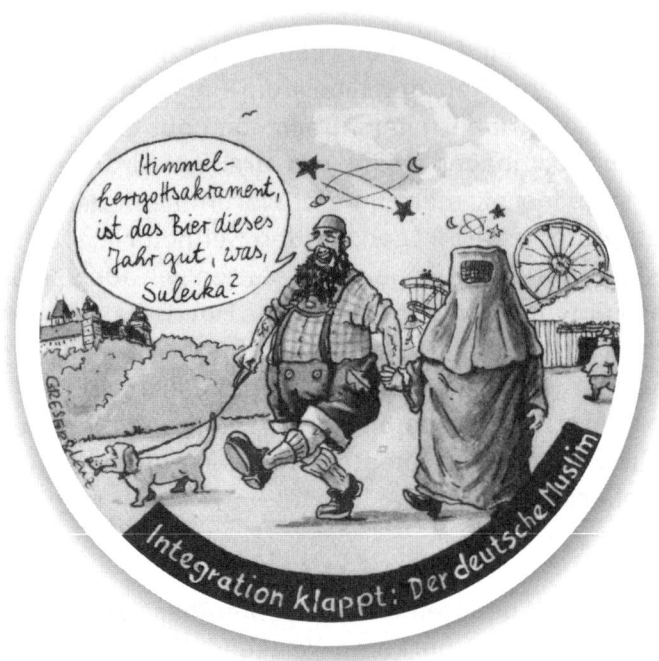

Trink schnell:
Dein Bier wird kalt!

Eine Blindverkostung im Grand Hotel Kempinski in Falkenstein wächst sich zu einer Bierakademie aus. Wir werden belehrt über sanfte, saure, helle und dunkle Biere. Und darüber, wie man Gläser richtig spült.

Ob Binding das beste Bier des Universums ist, bleibt Geschmackssache, aber an Stil und Gastfreundschaft lassen sich Otto Völker und Marc Rauschmann nicht übertreffen. Der Vorstand der Binding Brauerei AG und der Braumeister der „Braufactum"-Biere bitten zur professionellen Bierverkostung ins Restaurant Landgut Falkenstein. Weit geht der Blick von der Terrasse hinunter nach Frankfurt. Eine Band spielt auf, das Publikum macht den Eindruck, als sei ihm Prosecco vertrauter als Pils. Völker und

Rauschmann treten ganz weltläufig auf und fühlen sich bei den Reichen und den Schönen offenkundig zu Hause. Hingegen überspielen D und G, vom Bier her eher im Schlappeseppel-Ambiente sozialisiert, ihr gesellschaftliches Fremdeln mit Frotzeleien.

G: „Wenn die Musik zu laut wird, setzen wir Völker als Schallschutzwand ein."

D: „...und bitten die Band, ‚Völker, hört die Signale' zu spielen.

』』 Bier auf jeden Fall herunterschlucken. 〝〝

Ehe der Abend allerdings im Unernst versinkt, kommen die beiden ersten Biere auf den Tisch. Die Spielregeln: Es werden, immer paarweise, zehn Biere verkostet. Dabei spricht der Kenner nicht von „Sorten", sondern von „Stilen".

G erkundigt sich nach den Durchführungsbestimmungen: „Wie geht denn so eine Bierverkostung? Trinkt man wie bei einer Weinprobe einen Schluck und spuckt den Rest weg? Oder wird jedes Mal das Glas eingeholfen?"

Rauschmann: „Bier auf jeden Fall herunterschlucken. Ich stelle in Frage, ob man Wein wirklich komplett beurteilen kann, wenn man ihn nicht runterschluckt."

G: „Ein Schlückchen nehmen die ja meistens, aber es ist doch eine Schande, wenn das meiste in den Kübel geht."

Rauschmann: „Bier nehmen wir am besten mit allen Sinnen auf. Wenn Sie zu Hause eine Flasche öffnen, geht es schon mal mit dem Geräusch los. Wenn gar nichts passiert, ist das Bier wahrscheinlich schal."

D: „Mit der Nummer ‚Wie erkenne ich Bier am Geräusch?' könnten Sie im Fernsehen auftreten."

Rauschmann: „Das Nächste ist der Schaum. Wenn er großporig ist und schnell zerfällt, ist es kein gutes Zeichen."

D: „Was ist dann faul?"

Rauschmann: „Erstens kann der Brauer handwerkliche Fehler gemacht haben. Vielleicht hat er das Bier bei hoher Temperatur zu lange auf der Hefe stehen lassen, dann gibt die Hefe Stoffe ab, die den Schaum zerstören."

G: „Beim Guinness lässt der Schaum ja nie nach. Wie machen die das? Zapfen die wirklich mit Stickstoff?"
D: „Mit Sahnesteif."

Rauschmann erläutert, dass die Kohlensäure, die während des Brauprozesses entsteht, im Glas entweicht und Schaum bildet, indem sich an die Bläschen Eiweiße lagern. In der Atmosphäre ist der Kohlensäureanteil aber gering. Nach dem Prinzip „Außen wenig, innen viel" entweicht deshalb aus den Schaumblasen relativ viel in die Umgebung. Wird mit Stickstoff gezapft, sieht es anders aus. Der Stickstoffanteil in der Luft ist höher, deshalb hat ein mit Stickstoff gezapftes Bier immer einen stabileren Schaum. Die Herren, der deutschen Brautradition verpflichtet, fragen besorgt, ob sowas überhaupt erlaubt sei.

Völker: „Trotz Reinheitsgebot ist in Deutschland das Stickstoffzapfen erlaubt – unter der Voraussetzung, dass sich das Bier nicht anreichert."

G, der bei der Wahl der Gebinde offenbar zu einer gewissen Wahllosigkeit neigt, steuert eine Beobachtung bei: „Du kriegst ja in Deutschland Bierdosen, bei denen du beim Öffnen erst einmal das Zischen der Dose und dann das Einschießen der Stickstoffpatrone hörst, das ist schon interessant."

Völker: „Viele Kenner finden das cool, weil sie sagen, nur aus der Dose kriege ich das Bier so wie vom Fass. Bei der Flasche geht dieser Effekt verloren."

Rauschmann: „Widgets heißen diese Dinger. Aber zurück zum Schaum: Die zweite, vielleicht sogar die häufigere Ursache für einen schlappen Schaum sind Spülmittelrückstände..."

Völker: „...oder das Polieren des Glases. In einer guten Bierkneipe lässt man die Gläser nur abtropfen. Ein Rat für zu Hause: Vor dem Einschenken das Bierglas mit klarem Wasser spülen."

Nach dieser Propädeutik kommen die beiden ersten Biere ins Glas. Der Schaum macht einen guten Eindruck. Völker empfiehlt, zuerst am Bier zu riechen und es wie Wein im Glas zu schwenken, weshalb die Gläser nicht randvoll sind.

Völker: „Natürlich riechen Sie jetzt den Hopfen, aber wenn Sie zum Beispiel ein Weizenbier trinken, nehmen Sie durchaus Aromen von Banane und Nelke wahr."

G (leichte Ungeduld in der Stimme): „Dürfen wir jetzt trinken?"

Die Band spielt „I'm so excited and I just can't hide it, I'm about to lose control and I think I like it", aber über der Bierverkostung liegt eine fast feierliche Stille, unterbrochen nur von G's Frage an D: „Bist du etwa schon bei der zweiten Sorte?"

Völker lenkt die Probanden zur Frage, ob sie einen Unterschied in der Bitterkeit schmecken.

G: „Das zweite hat mehr Charakter. Das erste schmeckt gefällig, aber das zweite ist ..."

D: „... strammer."

Die Experten nicken anerkennend, und Rauschmann löst auf: Das erste ist ein Römer-Pils von Binding, das zweite ein Radeberger. Das erste liegt mit 30 Bittereinheiten im üblichen Pils-Bereich, das zweite mit 35 im oberen. Jever, das von den bekannteren deutschen Sorten bitterste Pils, erreicht den Wert 40. Rauschmann kündigt an, dass die Runde mit den später gereichten India Pale Ales in die 50er-Region vorstoßen werde. In der Bitterkeitsskala rangiert Weizenbier ganz unten, nach oben schließen das bayerische Helle, das Export und das Pils an. Woher kommt die Bitterkeit? Vom Hopfen.

D: „Wie viele relevante Hopfensorten gibt es?"

Rauschmann: „Weltweit deutlich über hundert."

Völker: „Vor einigen Jahren war Hopfen ‚Arzneimittelpflanze des Jahres', weil er desinfizierend und adstringierend wirkt."

G: „Gut, dass Sie die gesundheitlichen Aspekte ansprechen, auf die muss ich nämlich bei meinem Kompagnon immer ein bisschen achten. Wie wirkt es sich denn aus, wenn ich unterschiedliche Biersorten durcheinandertrinke?"

Rauschmann: Es gibt ja so Volksweisheiten: Kann ich nach Wein noch ein Bier trinken? Macht das eine Bier Kopfschmerzen, das andere nicht? Alles Mythen. Der Satz ‚Bier auf Wein, das lass sein' kommt wahrscheinlich daher, dass früher Bier in den einfacheren und Wein in den gehobeneren Kreisen getrunken wurde. Wer gesellschaftlich aufstieg, konnte sich Wein leisten und deshalb das Bier ‚sein lassen'. Wenn Sie am Morgen nach einem fröhlichen Abend Kopfschmerzen haben, kommt das von der Alkoholmenge, nicht vom einzelnen Getränk. Was auf alle Fälle hilft, ist, Wasser dazu zu trinken. Und weil Bier mehr Wasser enthält als Wein, ist Bier von vornherein bekömmlicher. Außerdem ist Wein zehnmal saurer als Bier, belegt durch den pH-Wert. Wenn ich beruflich in den USA bin und dort den ganzen Tag über Bier verkoste, wird mein Magen jedenfalls nicht übersäuert."

D: „Das kommt von der Zeitverschiebung, weil Ihr Magen noch in Deutschland ist."

> **Man darf nicht den Fehler machen, Bier mit Pils gleichzusetzen.**

Weil drei der vier Herren im reiferen Alter sind, geraten sie unversehens in ein Lamento über die zunehmende Eintönigkeit des deutschen Bieres. „Schmecken doch alle gleich", „war früher anders" und so.

Rauschmann, der Jüngste in der Runde, widerspricht: „Man darf nicht den Fehler machen, Bier mit Pils gleichzusetzen. Der Klassiker geht so: Man setzt Menschen an eine Biertischgarnitur, gibt ihnen nur Pils zu trinken und wundert sich dann, wenn sie ihre Lieblingsmarke nicht erkennen. Dabei gibt es allein in Deutschland um die zwanzig unterschiedliche Bierstile, weltweit sind es über hundert. Bei den India Pale Ales, zu denen wir nachher kommen, habe ich zum Beispiel eine viel größere Varianz."

Rauschmann, der wirklich alles über Bier weiß, erläutert, wie alles entstand. Pils kam auf, als gegen Ende des 19. Jahrhunderts die Kältemaschine erfunden wurde. In diese Zeit fiel auch Pasteurs Entdeckung, dass es Hefen sind, die dafür sorgen, dass Bier vergoren wird.

Völker: „‚Heute back ich, morgen brau ich, übermorgen hol ich der Königin ihr Kind.' In diesen Rumpelstilzchen-Vers ist das Volkswissen eingegangen, dass das Brauen besser gelingt, wenn ich zuerst backe – wegen der Hefen in der Luft."

Rauschmann: „Davor konnte man nur im und nach dem Winter mit Eis kühlen, und man wusste auch gar nicht, was während der Gärung passiert. Man hat obergärig – die Hefe schwimmt oben – und unkontrolliert gebraut, und dieses Bier ist mal gelungen und mal nicht. Wahrscheinlich hat es oft grausig geschmeckt, aber es kam mehr auf die Wirkung an als auf den Geschmack. Erst nach der Erfindung der Kältemaschine war es möglich, untergärig und temperaturkontrolliert zu brauen. Das so entstandene Pils galt fortan als das moderne, verlässliche Bier von gleichbleibender Qualität mit reproduzierbarem Geschmack."

D: „Beim Wein gibt es Anbaugebiete, die einen magischen Klang haben. Im Wort Bordeaux schwingt ja viel mehr mit als nur ‚Stadt in Südwestfrankreich'. Gibt es das beim Bier auch?"

Völker: „Bier denkt man zusammen mit Deutschland. Auch wenn man bis heute die Stadt Pilsen in Böhmen als Urstätte des Pilsner Biers bezeichnet, so taugt Kunst doch nichts ohne Künstler, und die beiden entscheidenden Braukünstler waren Bayern. Sie waren nach Pilsen gerufen worden, weil den Einheimischen ihr Bier nicht mehr so richtig schmeckte, denn den Bayern ging ein entsprechender Ruf voraus. Die beiden entwickelten die Rezeptur, die später dann für das Pilsner Bier stand. Was also Bordeaux oder Burgund beim Wein, ist beim Bier Deutschland. Das hat sicher auch damit zu tun, dass wir das Reinheitsgebot von 1516, das älteste Lebensmittelgesetz der Welt, immer noch respektieren, bei allen Veränderungen, die auch dieses Gesetz durchlaufen hat."

D: „Wahren wir diesen Weltruf, indem wir neuerdings Grapefruitsaft ins Bier schütten?"

Völker: „Die Frage ist ja leicht polemisch."

G: „Ach was! Den Grundekel, den D zu Protokoll gibt, teile ich."

Völker: „Der Ruf eines Weines leidet ja auch nicht, wenn ich Schorle daraus mache. Aber im Ernst: Der angebliche Plan von Marketingprofis, vor allem junge Leute an die Dachmarke heranzuführen, wenn ich ihnen Bier-Mix-Getränke anbiete, scheint nicht aufgegangen zu sein. Nur wenige von denen, die gerne Biermischgetränke trinken, finden den Weg zu den Bieren der Dachmarke. Die Mischgetränke werden als eigene Gattung wahrgenommen. Heißt aber auch: Sie schaden dem Ruf des Bieres nicht."

G: „Genau, das nächste Bier ruft!"

Bevor das auf den Tisch kommt, erheitert Völker die Runde mit einer Episode aus seiner Familie, eingebettet in die wiederum leicht kulturpessimistische Betrachtung, dass früher alles zumindest anders gewesen sei. Er und seine Frau trinken jeden Abend ein Glas Bier. Die Kinder bevorzugen wie viele junge Leute wochentags Alkoholfreies und sprechen dafür am Wochenende den gehaltvolleren Getränken gelegentlich umso kräftiger zu. Was den Eltern, als sie den schon volljährigen Kindern eines Abends auch ein Bier anboten, den Vorwurf eintrug: „Dass ihr jeden Tag Alkohol trinken müsst!"

Rauschmann: „So, wir kommen jetzt zu den kaltgehopften Bieren und beginnen wieder mit dem linken Glas."

Es vergehen gestoppt 29 Sekunden ehrfurchtsvoller Stille, während derer die Verkoster die Wucht des Hopfens auf sich wirken lassen, ehe einer das Schweigen bricht:

D: „Ist der Hopfen das Teuerste im Bier?"

Rauschmann: „Als Einzelposten ja, aber in der Regel braucht man nur geringe Anteile. Ein kaltgehopftes Bier hat allerdings deutlich mehr Hopfen."

G: „Bei dem zweiten schmecke ich das stärker als beim ersten."

D: „Finde ich auch, aber das Bittere ist in eine Karamell-Note eingebunden" (eine Bemerkung, die ihm einen „Klugscheißer"-Seitenblick von G einträgt).

Wieder löst Rauschmann das Rätsel auf. Das erste ist ein Palor, ein Pale Ale, das zweite ein Progusta, ein India Pale Ale, beide aus der Braufactum-Serie. Warum Pale? Alles, was heller als schwarz war, nannten die Engländer pale (blass), denn die damaligen Biere waren durchweg dunkel. India Pale Ale (IPA) entstand zu Beginn des 18. Jahrhunderts. Damit es auf dem langen Seeweg nach Indien nicht sauer wurde, gab man dem Bier viel Hopfen zu, teilweise direkt in die Transportfässer. An diese Tradition wird jetzt wieder angeknüpft.

Üblicherweise wird beim Brauen die Würze gekocht. Die dabei aus dem Hopfen gelöste Alphasäure gibt dem Bier zwar seine bittere Note, die Aromastoffe hingegen verflüchtigen sich. Beim Pils ist genau das erwünscht, während Pale Ales ihren charakteristischen Stil durch eine ausgeprägte Hopfennote bekommen, die nur durch Kalthopfung erreicht wird. Dieser auch „Hopfenstopfen" genannte Vorgang widerspricht dem deutschen Reinheitsgebot nicht – ein Punkt, auf den das Gespräch später noch einmal zurückkommen wird.

D: „Das Kalthopfen steht also ganz am Ende des Brauvorgangs?"

Rauschmann: „Genau. Es ist wie mazerieren, denn aus dem Naturstoff Hopfen wird Aroma extrahiert, und je höher der Alkoholgehalt, desto größer die Ausbeute. Weil die Flüssigkeit danach nicht mehr erhitzt wird, kann ich mit den unterschiedlichen Hopfensorten und deren Aromen spielen."

Hier bringt G seine Literaturvorlieben ins Spiel und gibt sich als Liebhaber der Krimis von Ian Rankin zu erkennen. Warum? Weil dessen Detektiv John Rebus in den Kneipen von Edinburgh entweder Whisky oder Pale Ale trinkt. An dieser Stelle muss erwähnt werden, dass Marc Rauschmann derjenige ist, der um 2010 in Deutschland die Craft-Bier-Bewegung begründete, nachdem ihm aufgefallen war, dass in Italien und in Amerika kleinere Brauereien alte Bierstile neu entwickelten.

G schlägt vor, angesichts solchen Trendsettertums eine Weile ergriffen zu schweigen, doch weil sich die Band auf der Terrasse in einen Rausch spielt, was dem ganz auf die Sache konzentrierten Gespräch abträglich ist, verzieht sich die Runde in die Gaststube. Hier tritt der Küchenchef Oliver Heberlein hinzu. Völker stellt die beiden Autoren als „Literaten" vor. G nutzt die Gelegenheit, über sein zweites Lieblingsthema zu reden:

G: „Als Sie wussten, dass wir heute Abend Bier probieren, was haben Sie sich da als korrespondierende Speisen ausgedacht?"

Heberlein: „Sehr gut passen zu den stärker gehopften Bieren eher exotische Gerichte mit fruchtigen Komponenten. Auch eine gewisse Schärfe passt gut, also die asiatische Richtung."

G (suggestiv-lauernd): „Fleisch?"

Heberlein: „Sowohl als auch, kommt auf die Gewürze an."

Zum Entzücken der Runde bringt die Bedienung eine Auswahl an Grillfleisch vom Barbecue auf der Terrasse: Rücken vom Iberico-Schwein und Rücken vom US-Rind.

Heberlein: „Zu Gegrilltem passt Bier natürlich ideal."

D: „Wir sprachen vorhin schon über die soziale Schichtung. Ist es nach Ihrer Erfahrung noch so, dass der Proletarier eher Bier trinkt und der Prokurist eher Wein?"

Völker: „Dazu zwei Beobachtungen: Erstens gibt es den klassischen Blaumann-Arbeiter kaum noch, und wenn es ihn gibt, kann er in der verdichteten Arbeitswelt tagsüber ganz bestimmt kein alkoholhaltiges Bier trinken. Andererseits sehe ich gerade in Frankfurt, dass das Feierabendbier die ganze Gesellschaft erobert und übrigens auch von Frauen geschätzt wird. Und andersherum hat auch der Wein die gesamte Gesellschaft erobert."

G: „Da muss ich Greser und Lenz zitieren, die sich darüber belustigen, dass die Bierwerbung dazu übergegangen sei, Menschen in Dinner-Jacketts zu zeigen, die Pilsgläser in der Hand halten, was die beiden extrem bodenständigen Herren abartig finden. Ich stelle mir vor, dass in einem gehobenen Restaurant wie dem Ihren Gäste zögern, ein Bier zu bestellen, obwohl sie es gern täten. Helfen da die etwas exquisiteren Sorten, die Herr Rauschmann herstellt?"

Heberlein: Aber nein, Bier ist bei uns noch nie etwas gewesen, das man nur nach reiflicher Überlegung bestellt. Der Gast hat sich inzwischen von einer zu steifen Etikette emanzipiert."

Im angeregten Gespräch wären beinahe die beiden nächsten Biere unbemerkt geblieben – bis G mahnt: „Ich glaube, wir müssen hier noch unseren Job machen."

 Linkes Glas, ein Schluck Wasser, rechtes Glas, Stille.

Das Ritual wiederholt sich: linkes Glas, ein Schluck Wasser, rechtes Glas, Stille.

Rauschmann: „Und?"

D: „Ich finde das erste säuerlicher als das vorige, das diesen Karamell-Ton hatte, kann das sein?"

Rauschmann: „Sauer ist es nicht, aber weil es leichter ist, kann es sich womöglich gegen das vorige nicht ganz behaupten."

D: „Sauer nicht, vielleicht ist metallisch der bessere Ausdruck."

G: „Das stärkere ist eher mein Ding."

Rauschmann: „Das ist ja das Schöne: Wichtig ist, dass es schmeckt."

Und wieder löst er auf: Das erste ist The Brale, ein bisher in Deutschland nicht gebrautes Brown Ale, im 20. Jahrhundert der Klassiker im englischen Pub. Der Engländer kaschiert seine Pub-Sehnsucht übrigens mit der Ankündigung, er gehe noch kurz mit dem Hund raus. Und wer keinen Hund hat, sagt, er kenne einen, der einen Hund habe.

D: „Wir behaupten ja auch nur, dass wir ein Buch schreiben. Sagen Sie bitte noch was über die Trinktemperatur? Der Engländer mahnt: ,Trink schnell, dein Bier wird kalt'".

Rauschmann: „Grundsätzlich gilt, die hellen Biere kühler als die dunklen. Mit fünf bis sieben Grad, also Kühlschranktemperatur, machen Sie nichts falsch. Ein dunkles Bier verträgt zehn Grad, die Gefahr ist allerdings, dass es schal wird."

G: „Hat die Temperatur des Getränks Einfluss auf die alkoholische Wirkung?"

Rauschmann: „Nein. Dazu nimmt es zu schnell die Körpertemperatur an."

D: „Wie stehen Sie zu norddeutschen Trinksitten wie Lüttje Lage, also Bier und Korn auf einen Zug? Barbarisch?"

Rauschmann: „Jede Region hat ihre Trinksitten. Ich bin Hesse und trinke gerne Apfelwein, das finden sicher andere barbarisch."

D: „Und Stiefel-Trinken?"

G: „Herrlich! Der den Schwall abbekam, musste den nächsten Stiefel ausgeben!"

Völker: „Leute, könnt ihr mich aufklären? Ich arbeite seit 1989 bei der Brauerei, aber das kenne ich nicht. Zwar besitze ich einen Stiefel, aber ich habe ihn nie benutzt."

Geduldig setzen ihn die anderen ins Bild. Der Stiefel aus Glas fasst in der Regel zwei Liter Bier. Er geht reihum, und Vorsicht ist geboten, sobald nur noch der Fuß gefüllt ist, weil sich dann ein Unterdruck bildet. Unerfahrenen und Unvorsichtigen schießt plötzlich das Bier aus dem Glas entgegen. Ein Gegenmittel ist es, den Stiefel zu drehen, was allerdings als so unfein gilt wie das Durchkurbeln der Spielfiguren beim Tischfußball. Das Einzige, was regelkonform hilft, ist, langsam zu trinken. Aber wer will das in dem Stadium schon?

G: „Stimmt eigentlich die Sieben-Minuten-Regel für ein gut gezapftes Pils?"

Völker: „Nein. Sie kommt daher, dass in bestimmten Gegenden früher mehr Export aus größeren Gläsern getrunken wurde. Und als sich der Biergeschmack in Richtung Pils und kleinere Gläser wandelte, war plötzlich der Durchfluss in den Zapfanlagen zu heftig. Deswegen schäumte die Sache auf, und wenn man das Glas vollkriegen wollte, dauerte das sieben Minuten. Nur: Was ich dann als stabilen Schaum auf dem Glas hatte, war entwichene Kohlensäure. Das ist so, als wenn ich Sekt oder Champagner mit dem Quirl bearbeite. Eine Katastrophe. Heute bekommen wir aus zeitgemäßen Zapfanlagen ein Pils relativ zackig raus."

G (kurz zuvor aus Ligurien zurückgekehrt): „Im Süden bekommt man Bier fast ohne Schaum rübergereicht."

Völker: „Das heißt aber nicht, dass man im europäischen Ausland grundsätzlich schales Bier trinkt. Ich kann nur nochmal sagen: Schaum heißt entwichene Kohlensäure. Bier ohne Schaum mag zwar schal aussehen, muss deswegen aber noch lange nicht schal schmecken. Auf Champagner ist auch kein Schaum, trotzdem prickelt er. Da sind wir Deutsche zu sehr auf den Bierschaum fixiert."

D: „So, aber in Espresso ist null Kohlensäure, trotzdem hat er eine Crema!"

G: „Meine Herren, dies ist nicht die Stunde, die letzten Rätsel der Menschheit zu lösen. Lassen Sie uns lieber noch etwas verkosten."

Wieder begutachten vier Augenpaare den Schaum, senken sich vier Nasen über Biergläser, werden vier Kehlen geflutet. Was folgt, ist ein langes genießerisches Schweigen.

G: „Banane."
D: „Kaugummi."
G: „Banane."

Das eine ist ein Schöfferhofer-Weizenbier, das andere ein Indra, wiederum ein India Pale Ale, mit 6,8 Prozent Alkohol nach deutschen Begriffen ein Weizen-Bockbier. Für beide wurde die gleiche Hefe verwendet, denn was einem Weizenbier geschmacklich den Charakter gibt, ist nicht der Weizen, sondern vielmehr die Hefe. Das Schöfferhofer ist mit 20 Bittereinheiten etwas herber als die meisten bayerischen Weizenbiere. G attestiert dem Indra eine „gewisse Rauchigkeit", die von dem amerikanischen Cascade-Hopfen kommt.

D: „Stimmt es, dass Sie für die Braufactum-Biere alte Rezepte wieder ausgegraben haben?"

Rauschmann: „Das stimmt, aber nicht in dem Sinne, dass wir sie einfach nachbrauen. Wir versuchen zu verstehen, was man früher gemacht hat, wie der Charakter der Biere damals war, und verbinden das mit dem Wissen von heute."

D: „Aber in keinem der Biere, die wir heute trinken, ist etwas drin, das dem deutschen Reinheitsgebot widerspricht?"

Rauschmann: „Das ist so, ja. Sagen wir mal so: Als wir anfingen, war die allgemeine Meinung der Brauer, auch der Verbände, dass Hopfen nur im Sudhaus gegeben werden dürfe. Das Reinheitsgebot schreibt bekanntlich neben Malz, Hefe und Wasser als vierte Zutat Hopfen vor. Das ,Wo' steht da nicht. Wir empfanden das Kalthopfen als eine Erweiterung, neue Bierstile zu brauen, zumal es ein natürlicher Vorgang ist – und zwei Jahre, nachdem wir damit angefangen hatten, erklärten auch die Verbände, das sei im Einklang mit dem Reinheitsgebot."

Entspricht Weizenbier überhaupt dem Reinheitsgebot?

D, der vor kurzem von einer Radtour durch Belgien zurückkehrte, wovon in einem anderen Kapitel die Rede ist, möchte wissen, wie es sich mit den belgischen Kirsch- und Himbeer-Bieren verhalte. Er richtet sich auf einen retrograden Grusel ein, wird aber beruhigt.

Rauschmann: „Belgische Biere, die mit Himbeeren oder Kirschen gebraut werden, oder das Wit-Bier, das mit Koriander und Lorbeer gebraut wird, enthalten genauso natürliche Zutaten und sind unbedenklich zu genießen. Sie entsprechen nicht dem Reinheitsgebot, sind aber trotzdem rein. Davon unterscheiden müssen wir Biere, denen beispielsweise Sirup oder Aroma zugegeben wird, auch die sind trinkbar, aber weniger anspruchsvoll zusammengesetzt."

Völker fragt in die Runde, ob Weizenbier überhaupt dem bayerischen Reinheitsgebot entspreche. Er weist darauf hin, dass die bayerische Landesordnung von 1516 lange nicht so streng ausgelegt wurde, wie man heute annimmt, und lange bestenfalls eine Bierherstellungsverordnung war. Deshalb konnte sich 1548 der Freiherr von Degenberg die Ausnahmegenehmigung erteilen lassen, nördlich der Donau Weizenbier zu brauen. Als das Geschlecht derer von Degenberg 1602 ausstarb, fiel das Privileg zum Weizenbierbrauen an Herzog Maximilian I. zurück, der daraufhin etliche Weizenbierbrauereien gründete.

G: „Der germanische Bierbrauer könnte angesichts dieser Tradition ja mit einem gewissen Hochmut auf den brauenden Rest der Welt schauen. Welche Länder halten Sie dennoch für satisfaktionsfähig?"

Rauschmann: „Aus der klassischen Tradition kommen Deutschland, Tschechien, Belgien, England. Diese Länder sind zugleich auch etwas in ihrer Tradition gefangen. Weil sie so tolle Biere brauen, bestand nicht die Not, Neues zu erfinden. Etwas anders ist es zum Beispiel in den USA. Da gab es schon vorher große Brauereien, die alle aus Europa kamen. Nach der Prohibition war aber die Not groß. Viele Amerikaner brauten zu Hause, bis Präsident Jimmy Carter diese Craft-Brauereien legalisierte und ihnen erlaubte, ihr Bier zu verkaufen. Daraufhin machten viele ihr Hobby zum Beruf, und das ist eine Erklärung dafür, warum es in Amerika so viele unterschiedliche Braustile gibt."

G: „Amerika, das Land der unbegrenzten Bierstile, die wir jetzt kopieren?"

Rauschmann: „Na ja, der Ursprung liegt schon in Europa. Die Ales und Pale Ales kamen aus England, die nächste Welle waren die belgischen Biere und jetzt machen die Amerikaner German Style Pils, auch die Berliner Weiße wird kopiert. Der einzige Stil, den sie wirklich erfunden haben, ist das Pumpkin Ale, weil sie Kürbisse anbauen. Dennoch verdanken wir es den Amerikanern, dass diese älteren Stile wiederentdeckt wurden, die Engländer kannten ja ihr India Pale Ale gar nicht mehr. Was ich an den Amerikanern bewundere, ist ihre Offenheit für Neues. Das meinte ich, als ich sagte, wir Deutsche seien manchmal in unserer Tradition gefangen. Wir überinterpretieren das Reinheitsgebot und wagen nicht einmal solche Neuerungen, die erlaubt sind."

G: „Trotzdem schaut der gemeine deutsche Biertrinker mit Verachtung auf Länder wie Amerika. Er kennt die übliche dünne amerikanische Plörre und denkt sich, von dort kann nichts Gutes kommen."

Völker: „Für den Mainstream gilt das sicher. Es klingt kritischer, als ich es meine, wenn ich sage, dass große amerikanische Brauereien es scheinbar fertigbringen, Bier ohne Hopfen zu brauen. Das sind lebensmitteltechnisch saubere Produkte, aber sie entsprechen nicht unserem Geschmack. Da haben die Craft-Brauer sicher dazu beigetragen, aus diesem Mainstream auszubrechen."

D: „Die Molekularköche haben das Kochen revolutioniert, als man dachte, alles sei schon erfunden. Ist beim Bier auch so eine Revolution zu erwarten, dass jemand etwas hineinbläst und einen Lolli daraus macht?"

G: „Grapefruit!"

Völker: „Der war nicht schlecht!"

Rauschmann: „Niemand kann in die Zukunft schauen, aber Bier lebt von einer natürlichen Weiterentwicklung, die Molekularküche habe ich sowieso nie verstanden."

G: „Die wurde doch nur erfunden, damit sich alle deutschen Hobbyköche Reagenzgläser und Bunsenbrenner kaufen. Aber nochmal zu den Craft-Bieren: Die sind ja angesagt, macht sich das im Markt bemerkbar?"

Völker: „Die hohe mediale Aufmerksamkeit lenkt etwas von der derzeit noch geringen Absatzbedeutung ab."

G: „Aber Ihr glaubt dran?"

Rauschmann: „Ja."

G: „Wie lange trägt der Glaube?"

Völker: „Der trägt schon sehr lange und hat dazu geführt, dass wir das Thema in Deutschland initiiert haben. Es ist ja nicht so, dass kleinere Brauereien automatisch Craft-Brauer sind und die großen nur Industrieware herstellen. Was mir an manchen Craft-Bier-Künstlern missfällt, wenn ich das sagen darf, ist, dass sie ihre Rezepturen nicht reproduzieren können. Die kriegen im Einzelnen gute Biere hin, einige wissen aber nicht, wie, und sie bekommen es auch kein zweites Mal genauso hin. Da fängt für mich die Braukunst aber erst an. Van Gogh hätte seinen Sternenhimmel sicher ein zweites Mal malen können."

D: „Anders als bei unserem Freund G. Dass er gestern einen ordentlichen Artikel geschrieben hat, heißt noch nicht, dass ihm das morgen auch wieder gelingt."

G: „Ganz schön kess, mein Lieber!" (Zu Völker): „Hast du von D auch schon mal was gelesen, was dir in Erinnerung geblieben ist?"

Völker: „Erst heute Morgen."

G: „Und wie war's so?"

Völker: „Ich habe mich sehr gerne daran erinnert."

G: „Zurück zum Wesentlichen: Gibt es eigentlich noch ein Getränk?"

Wie auf ein Zauberwort erscheint die reizende Bedienung und arrangiert zum letzten Mal die Versuchsanordnung. Im Glas steht ein Soleya im belgisch-wallonischen Stil. Rauschmann erklärt, dass in Vorzeiten im Herbst auf dem Land mit dem gebraut wurde, was man hatte. Zum Teil wurden die Landarbeiter mit Bier entlohnt. Abschluss und Höhepunkt ist Arrique, ein Barley Wine mit 13,5 Prozent Alkohol. Der „Gerstenwein" genannte Stil entstand in England.

Rauschmann: „Dieses Land hat zwei Probleme: erstens klimatisch ungeeignet für Weinanbau, zweitens mit dem Weinland Frankreich permanent im Krieg..."

D: „....und drittens das Elfmeterschießen."

Rauschmann: „Deshalb haben sie einen Bierstil entwickelt, der beim Alkoholgehalt an Wein heranreicht. Inzwischen werden in England die meisten Barley Wines mit einem Anteil Zucker gebraut, weil man mit Zucker die Vergärung hochbekommt. Dieses Ziel kann man wie bei dem Bier, das Sie vor sich haben, aber auch nur mit Malz erreichen."

Mit diesem Bier, das vier Monate im Barriquefass gelagert wurde, klingt das Gespräch aus, in dem wir gelernt haben, dass ein Pils auch zackiger gezapft werden kann als in sieben Minuten, dass Bier ohne Schaum nicht schal schmecken muss, dass ein Bierglas nicht poliert gehört und dass die Aromenwelt des Biers viel größer ist, als es von der Eckkneipe aus scheint. Dass auch noch der Ausdruck „German Drinkability" und der große Satz „Alkoholfreies Bier ist wie eine Zeitung ohne Druckerschwärze" fallen, dessen Autor allerdings ungenannt bleiben möchte, sollte der Vollständigkeit halber nicht unerwähnt bleiben.

DIE PERSONEN

Für **Marc Rauschmann** begann alles mit dem Entsaftertopf seiner Mutter. In ihm braute er nach Anleitung der WDR-Serie „Hobbythek" sein erstes Bier. Experimente mit Apfelwein hatte der in Oberursel geborene Hesse da schon hinter sich. Äpfel aus dem elterlichen Garten hatte er selbst gekeltert und im Keller in Ballons vergoren. Einer Lehre als Chemielaborant folgten Praktika in Brauereien. Das Studium der Brauereitechnologie schloss er als Diplomingenieur ab, es schloss sich eine Promotion an der TU Berlin und der Versuchs- und Lehranstalt für Brauerei an. 2010 war Rauschmann einer der Ersten, die Craft-Bier in Deutschland brauten, inspiriert von Reisen durch Amerika, Belgien und England. Er gründete mit seinem Kollegen Thorsten Schreiber die „Internationale Brau-Manufacturen GmbH", kurz Braufactum, die Teil der Radeberger-Gruppe ist. Braufactum hat zwölf Beschäftigte.

Otto Völker stammt aus dem badischen Elzach, einer Hochburg der alemannischen Fastnacht. Schon früh reifte sein Entschluss, in der Hotellerie zu arbeiten. Er begann seine Ausbildung im „Frankfurter Hof" in Frankfurt, holte das Fachabitur nach und belegte berufsbegleitend ein Studium in Heidelberg, das er als

Betriebswirt abschloss. Der ersten Station bei der Steigenber-
ger-Gruppe folgten Aufgaben bei Kempinski und bei Ramada-
Renaissance. Dass er 1988 ein Angebot ausschlug, ein Hotel in
Kuweit zu führen, war sein Glück, denn es wäre das Hotel gewesen, das der irakische Diktator Saddam Hussein 1990 besetzen
ließ. Völker machte seinen beruflichen Weg stattdessen bei der
Binding-Brauerei: Gastronomie-Außendienst, Produktmanager
für die Marken Clausthaler, Schöfferhofer und Selters, Verkaufs-
direktor, Regionaldirektor in der Radeberger-Gruppe. Seit Mitte
2005 ist er Vorstand der Frankfurter Binding-Brauerei AG.

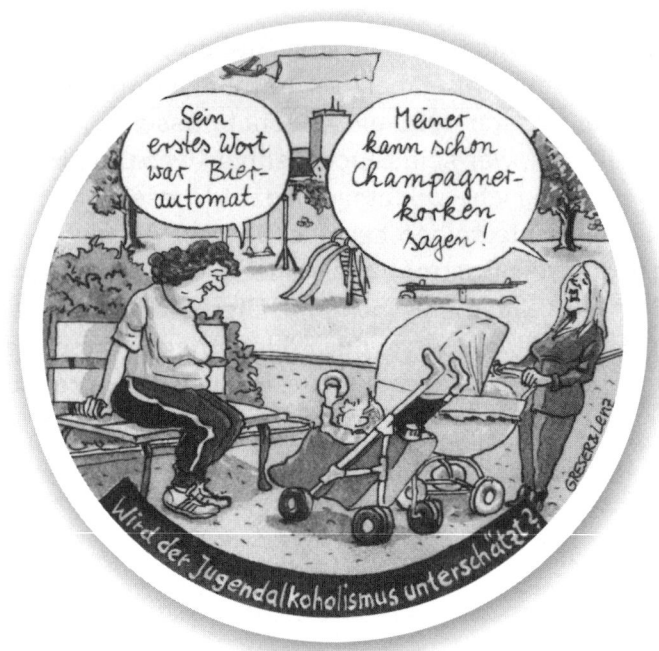

Am Aperol Spritz
kommt keiner vorbei

Die beiden Männer sind im Urlaub. Der eine in Flandern, der andere in Ligurien. Sie sind zu einem Selbstversuch verabredet: Skype-Trinken.

Das gelegentliche gemeinsame Trinken erzeugt ein Gefühl der Zusammengehörigkeit, das sonst allenfalls in Kirchengemeinden und Gesangsvereinen anzutreffen ist. So reifte der Entschluss, dass D und G, durch Urlaubsaktivitäten über 1.100 Straßenkilometer voneinander entfernt, gleichwohl auf einen Moment der Nähe nicht verzichten wollten. Sie verabreden sich zu einem Skype-Termin; die Herren wollen der Frage nachspüren, ob Alkohol als sinnvoller Ferienbegleiter in Frage kommt.

D hat sich vor einem drohenden Unwetter in sein Hotelzimmer im belgischen Brügge geflüchtet, hockt vor einer weißen Wand und hat sich, um doch irgendwie Urlaubsstimmung zu verbreiten, einen Strohhut auf den Kopf gestülpt. Ein Getränk hat er entgegen der Verabredung nicht dabei („Ach, passt irgendwie nicht, hier im Hotelzimmer").

G hat sich ein knallbuntes Hemd übergestreift, trägt gleichfalls eine Kopfbedeckung aus Stroh und reckt recht penetrant ein um das andere Mal ein mit bonbonfarbenem Aperol Spritz gefülltes Glas in die Kamera seines Laptops. Im Hintergrund ragt eine landestypische Aleppo-Kiefer auf. G nippt an seinem Getränk. Beide Herren sind bestens versorgt mit Untergangswarnungen auf verschiedenen fachärztlichen Webseiten, die in einer dramatischen Forderung gipfeln: Auch ihre Leber braucht mal Urlaub!

D: „Ich war eben noch in der Stadt, um ein Bierchen zu mir zu nehmen. Man muss ja sagen, der Belgier ist ein Meister im Bierbrauen."

G: „Sagen die einen…"

D: „So ist es. Man muss ihm ziemlich genau auf die Finger schauen. Die schütten Kirschsaft oder Ähnliches ins Bier, was da nichts verloren hat, wie ich finde."

G: „Wo warst du denn in der Kneipe? Am Markt? Da wird einem ja allerlei als Bier hinterhergeschüttet, von dem man noch nie zuvor gehört hat."

D: „Ja, die Biere haben auch so drollige Namen, Straffer Hendriek zum Beispiel und Ähnliches. Gestern Abend war ich in der berühmten Brasserie Gambrinus. Dort haben sie 400 Biersorten im Angebot und am Ende entscheidet man sich für das Hausbier. Hat auch geschmeckt. Ich meine, wer könnte ernsthaft 400 Biersorten probieren?"

G: „Ich hoffe, du willst das auch gar nicht!"

Das Gambrinus in Brügge ist eine Gnadenstätte von beachtlichem Ruf. Sicher war es hilfreich, dass D hier in seiner Rolle als einsamer Urlaubswolf einkehrte, denn der Lärmpegel erstickt jedweden Gesprächsversuch schon im Ansatz. Über allem thront, in Gestalt eines Wandgemäldes, feist wie ein Sumo-Ringer „De Koning van het bier", Meister Gambrinus, standesgemäß auf einem Holzfass. Selbst die Speisen nennen sich hier „Biercuisine", mag man das wirklich als verlockend empfinden? Immerhin lobt D das Kaninchen mit Backpflaumen in Biersauce.

Doch verlassen wir diese Trinkstube, in der man sich, so man sich nicht der ja auch im Urlaub gern gepflegten Rudeltrinkerei verpflichtet fühlt, sowieso nicht übermäßig lange aufhält.

Wie war noch mal D's Reisezweck? G: „Wie läuft dein Rad-Urlaub bislang? Dein sonnenbrauner Teint jedenfalls legt die Vermutung nahe, dass du dich unmöglich rund um die Uhr in Gaststuben einbarrikadiert hast."

D: „Fein beobachtet. Es gefällt mir ausgesprochen gut hier; bin mit dem Rad gut 250 Kilometer in vier Tagen gefahren. Sehr flaches Land, viele Kanäle, ein großartiges Radwegenetz. Zwischendurch weht mal ein schwacher Wind. Die einzigen Erhebungen sind die Eisenbahn-Überführungen."

G: „Da steigst du dann wahrscheinlich ab und schiebst..."

D: „Du nun wieder. Nein, nein, es wird stramm durchgeradelt. Da kommt man auch in die belgischen Seebäder, und die sind leider ausgesprochen hässlich. Dieselben Sünden wie in Spanien, Beton bis fast an die Wasserlinie. Dort, in Blankenberge, hatte ich dann auch passenderweise einen Platten. Habe ein Getränk genommen, kehre zurück, schwinge mich in den Sattel – und denke sogleich: da stimmt was nicht. Keine Luft im Hinterreifen."

G: „Sei mal froh, dass du nur ein Getränk genommen hast. Wer weiß, wie lange du dich sonst auf den Felgen abgemüht hättest? Wie bist du denn überhaupt vorangekommen in deinem Trinkverhalten? Wir haben ja eine Aufgabe zu erfüllen; der Verleger verweist immer deutlicher auf den Abgabetermin."

D: „Natürlich trinkt man hierzulande Bier. Die Vielfalt ist schon enorm, 1.000 Biersorten werden hier angeblich im Lande gebraut. Abends, nach getaner Tour, habe ich auch das Gefühl: Du hast es dir verdient. Aber man muss Obacht geben. Die Belgier haben ja auch eine Fülle von Starkbieren im Angebot – da kann man sich schon mal ahnungslos in Gefahr begeben. In jedem Fall aber muss man die Pommes und die Muscheln dazu nehmen. Das esse ich ja mit Leidenschaft, Moules & Frites, mehr braucht man einfach nicht."

Die Herren plaudern über die Tüchtigkeit des Radfahrers D, über Schmerzen im Sitzfleisch und den Einsatz von Salben. Es fällt der Ausdruck „Penatenluder". Und über Pommes, diese von den Belgiern erfundene Kartoffelbeilage. Von den Belgiern, wohlgemerkt – was die Angelsachsen nicht daran hindert, die frittierten Stäbchen zur ewigen Erbitterung des Nachbarvolkes French Fries zu nennen. Von den Belgiern wird gelegentlich behauptet, sie könnten am Geräusch des siedenden Öls hören, wann die Fritten gar sind.

D schwärmt vom Wohlfühlradeln und davon, dass der Kopf frei wird dabei. Mehr als sein Gesäß schmerzt ihn gelegentlich, dass er bei durchaus strammer Fahrt jederzeit von durchtrainierten belgischen Rentnern überholt wird: „Die größte aller Demütigungen erlebte ich, als ich bei flottem Tempo vernahm, wie Frauenstimmen immer näher kamen. Schließlich wurde ich von zwei älteren Damen überholt, die in ein entspanntes Gespräch vertieft waren." G erkundigt sich: „Hast du für derartige nervliche Anspannungen eigentlich so kleine Fläschchen in den Satteltaschen?"

D gibt darauf keine Antwort und sagt stattdessen: „Das ist halt eine Radfahrer-Nation. Dafür können sie andere Sachen nicht so gut. Aber mal zu dir: Wie schmeckt denn bei dir das Bier?"

G: „Hier im Hotel fließt Moretti aus dem Zapfhahn, das kommt einem Teutonen recht dünnflüssig vor. Da freue ich mich eher, wenn der Oberkellner, den man schon aus dem Vorjahr kennt, am Abend den Korken aus der Weinflasche zieht."

D: „Da sagst du dann einfach: Signore, wie letztes Jahr…"

G: „Würde ich gern, aber der Mann ist älter als wir beide, und manchmal habe ich den Verdacht, dass er Wiedererkennen und

Erinnerung nur simuliert. Aber da kann man ihm ja helfen, dafür ist ein guter Gast ja da."

D erinnert daran, dass eine Kollegenrunde in einer Italo-Bude im Frankfurter Bahnhofsviertel sehr wohl dem italienischen Bier zuspricht, dem leichtfüßigen Peroni. G: „Da sind wir wahrscheinlich Opfer einer Art Gruppenhypnose." Flink einigen sich die beiden Herren darauf, dass selten Bierflaschen mit ähnlich eleganten Etiketten daherkommen wie in Italien. Aber sind nicht auch die Maseratis und Alfas schöner als sämtliche Autosorten dieser Welt? Gegenfrage: Kauft man italienische Autos wegen ihrer Alltagstauglichkeit?

Zwischendurch bricht das Skype-Gespräch zusammen, minutenlang schwadronieren die Herren, als wären sie Nerds, über schlechte Sprach- und Bildqualität. D schreibt eine Nachricht: „Hat der Italiener dir die Leitung gekappt?" So ist das beim Skypen; man fühlt sich einander nahe und weit entfernt zugleich. Die wenigen spitzen Bemerkungen verschwimmen in einer Tunke von Höflichkeit; dem Gespräch ist die sonst übliche verständnisvolle Biestigkeit abhandengekommen. D erzählt, dass er beim Radeln statt des Strohhuts einen Helm trägt. G sagt freundlich: „Respekt vor so viel Gesetzestreue!"

Aber eigentlich hätte er dringend nachfragen müssen, wie D denn den Rest des Körpers verhüllt. Hat er seinen Leib in eine stromlinienförmige Radler-Kluft geschossen, wie sie südlich des Alpenkamms allgegenwärtig ist? D lobt die Rücksicht der Autofahrer in der Biker-Republik Belgien. G beklagt die Rücksichtslosigkeit der Fahrrad-Despoten im Süden. Italiens Straßen erleben eine Invasion von zumeist männlichen Radlern, die keine anderen Verkehrsteilnehmer kennen. Sie strampeln die engen Serpentinen der Küstenstraßen hinauf und hinunter, eingezwängt in eine enge Pelle aus atmungsaktiven Stoffen von greller Farbe, als gehöre die Piste allein ihnen. Ein jeder von ihnen ein Giro-d'Italia-Artist, jedenfalls in der Selbstwahrnehmung. Die Frage von G an D war also schon von der italienischen Erfahrung vorgegeben.

Zugleich hätte D dem Italien-Urlauber G die Frage nicht ersparen dürfen, ob er in diesem Landstrich Ligurien, in dem den Touristen der prächtige Vermentino, der fruchtige Pigato und der feine Albarola überall zu Diensten sind, in die Geschmacksverirrung abgeglitten ist, dass er mit diesem Allerweltsgetränk Aperol Spritz gen Norden grüßt. Hätte er es nicht D gleichtun müssen, der sich den Griff in die Minibar versagt hat?

Freilich, wenn man ruckartig Urlaubsstimmung demonstrieren will, ist der fast glashoch mit Eiswürfeln gefüllte Aperol, dem ein Schuss Prosecco den Spritz einimpfen soll, die Ferienplörre schlechthin. Mancher Wirt schüttet gern auch noch ein wenig Sprudelwasser oder sogar Tonic Water obendrauf, wer merkt das schon. Den Aperol gibt es an den Stränden des Mittelmeeres ebenso wie auf Sylt und am Plattensee, bei Festen in der Frankfurter Freßgass muss er getrunken werden und in den polnischen Seebädern, sogar im fernen Oslo – dort sollte man genügend Handgeld dabei haben: In den Bars und Biergärten am Hafen ist der Spritz kaum unter 15 Euro zu bekommen.

Angesichts der Hotelzimmertristesse in Brügge und des Getränkefehlgriffs in Ligurien gehen die Erinnerungen der beiden Herren auf Wanderschaft – zu fernen Urlaubsorten und fremdartigen Trinkgewohnheiten. Was treibt die Menschen eigentlich dazu, in den wenigen Wochen arbeitsfreier Zeit zu radeln, zu joggen und in der Sonne zu braten, bis die jeweils beanspruchten Körperteile Blasen werfen? Warum stürzen sie sich zur Ferienzeit in modische Verirrungen, die ihnen im Büro ansatzlos eine Abmahnung einbringen würden? Die Vermutung liegt nahe: Der Alkohol ist schuld. Denn er ist ein treuer Wegbegleiter, auf Wanderpfaden in Nepal ebenso wie an den Gestaden der Südsee, auf österreichischen Almen nicht minder als auf feinen Kreuzfahrten. Alles, alles muss begossen werden – wenn man das Flugzeug besteigt, wenn man das Flugzeug verlässt, wenn man zum ersten Mal das Meer sieht, wenn man erschauernd vor hoch aufragenden Alpengipfeln steht, wenn man Landsleute trifft, wenn man keine Landsleute trifft, wenn das Zelt aufgebaut oder der Wohnwagen eingeparkt ist, wenn man die Minibar prüft, wenn die Musik am Pool einem in die Glieder fährt – und vor allem, wenn die anderen, die ja auch noch da sind, schon freundlich über den Glasrand grüßen: alles Gründe, sofort loszutrinken. Zumal im Urlaub Alltagsregeln nicht mehr gelten – zum Beispiel jene, niemals vor Sonnenuntergang dem Alkohol zuzusprechen. Herzlich gelacht. In manchen Urlaubsgegenden, in denen Eimersaufen als höchste aller Kulturformen gilt – so etwa immer noch in Arenal, Verbote hin oder her – gehen Sonnenunter- und -aufgang sowieso ansatzlos ineinander über. Es darf getrunken werden, sobald der erste Zapfhahn seinen Dienst aufnimmt.

Solchen ausschließlich dem Getränk gewidmeten zweifelhaften Urlauben haben sich D und G natürlich nicht verschrieben. Bei den schönsten Urlaubserlebnissen, sagt D versonnen, spielt der Alkohol gleichwohl häufig eine wichtige Rolle. Mancher unschuldige Tourist wird durch die Fremdartigkeit des Reiseziels in die Trinkerei getrieben. Dazu gibt G eine seiner Lieblingserinnerungen preis: Auf der Isla Margarita vor der Küste Venezuelas trat ein älteres britisches Ehepaar im vorschriftsmäßigen Safari-Look – für Briten ist außerhalb ihrer Insel alles irgendwie Safari – an die Hotelbar. Es war die Stunde des Five-O'Clock-Teas, der Engländer bestellte entsprechend: „Two Cups of Tea, please." Der einheimische Barkeeper wuselte in seinem Flaschenreich umher, griff eine Plastikflasche mit Wasser, das wohl schon stundenlang in der Sonne schmorte (schon deswegen immerhin „sin gas") und schüttete die Flüssigkeit unter den skeptischen Blicken des Ehepaars mit einem farzenden Geräusch in zwei dickwandige Gläser. Die Gläser schob er in eine Mikrowelle, die unter Surren ihre Arbeit aufnahm. Kaum hatte es gebimmelt, bugsierte er die Gläser auf ein Tablett, das er eilfertig vor das britische Ehepaar auf den Tresen schob. Rasch noch zwei Teebeutel in die Gläser getunkt – schon war das Entsetzen der Eheleute aus der bedeutenden Teetrinker-Nation komplett. Sekundenlang starrten die beiden fassungslos auf die beiden Gläser. Dann sagte er, um Höflichkeit ringend: „Two Gin and Tonic, please."

D klopft etwas unwirsch auf das Retina-Display seines neuen I-Pads, weil das Gesprochene sich irgendwie in einem Kratzgeräusch auflöst. G beobachtet ihn dabei und sagt resignativ: Ach, nutzt doch nichts. Das Skype-Trinken ist, was dem Zweck dieses Buches völlig zuwiderläuft, eine ernüchternde Erfahrung. Es zeigt sich, dass für einen gehobenen Trinkgenuss das gute Gespräch unerlässlich ist – und das besteht nicht nur aus dem Austausch von Informationen. G vermisst D's kennerhaftes Schmatzen, wenn sein Gaumen den geschmacklichen Nuancen in einem Getränk nachspürt. D vermisst den kundigen Getränkewart, der die Versorgung sicherstellt. Und die Ermahnung des Trinkpartners, wenn der Durst einmal zu versiegen droht. Endlich bricht die digitale Trinksimulation zusammen. G schiebt den Aperol beiseite, er mag ihn nicht mehr. D bricht auf zu seinem Abendbier. Vorher schreibt er dem Zechkumpan noch eine tröstliche Botschaft: Rainer Brüderle, der kenntnisreiche FDP-Recke, steht für ein Arbeitsgespräch über den Alkohol bereit. Na also. Das Leben geht weiter.

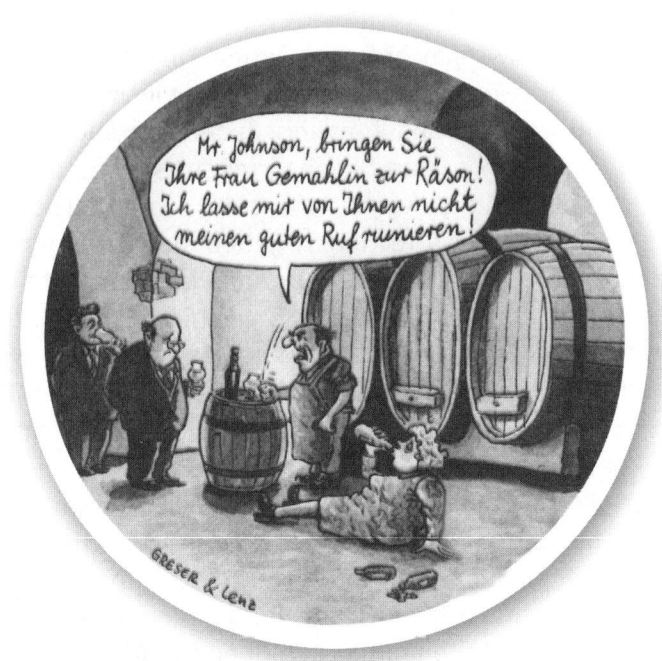

Wenn der Wein nach Mango schmeckt

Hier werden die letzten Rätsel gelöst. Warum ist es am Rhein so schön? Sind Kinder die besseren Wein-Experten? Eine Recherche im Kloster Eberbach.

> Rheinwein stimmt mich immer weich
> und löst jedes Zerwürfnis.
> *Heinrich Heine*

Man muss gar nichts trinken, um betrunken zu sein von diesem Ort. Ein weicher Wind weht über die Reben des Steinbergs, die Blätter leuchten, rosinenkleine Trauben wollen noch was werden. Weit unten glitzert der Rhein, den die Weinberge des Rheingaus zu immer neuen Kurven zwingen. Ein paar Schritte muss man sich bewegen, hinein in die „Kathedrale des Riesling", wie die F.A.Z. diese Domäne samt ihrer gewaltigen Kelleranlagen getauft hat.

Aber nicht zu weit – auf dem über 30 Hektar großen Gelände kann das rasch in eine Wanderung ausarten. Kilometerlang schützen braunrote haushohe Mauern aus Bruchsteinen, mit kleinen Dächern aus Schieferschindeln, die kostbare Plantage gegen Eindringlinge. Wenn man hier steht und schaut und einen Duft einatmet, der vielleicht seine Besonderheit aus über 800 Jahren Weinbau erhält, dann glaubt, nein: weiß man, dass der Wein unbezweifelbar die Königin unter den Getränken ist. Diese Überzeugung wird noch genährt, wenn man sich ein paar hundert Meter bergauf wendet. Dort wartet Kloster Eberbach, ein mythischer, magischer Ort.

D und G sind verabredet mit Martin Blach, dem Geschäftsführer der Stiftung Eberbach, und mit Dieter Greiner, dem Herrn über das Staatsweingut, des größten Weinguts unserer Republik. Der Tag ist noch früh, aber in der Vinothek hat Greiner die Besucher ohne viel Nachfragen an den Rand der hypermodernen Verkaufstheke geleitet. Der Wein wartet in gekühlten Schubladen, Greiner fördert Flaschen mit sanften niedrigprozentigen Tropfen ans Licht. Die Herren verhalten sich allesamt, wie es der um sich greifende Wein-Sachverstand verlangt: Das nur zu einem Achtel gefüllte Glas ins Licht halten, seine strohfarbene Eleganz oder gleißende Wucht betrachten. Das Glas zur Nase führen und mit einem nachdenklichen oder verzückten Gesichtsausdruck schnuppern, als wäre man ins Paradies der tausend Wohlgerüche eingetreten. Dann endlich fließt der Wein über die Lippen und wird … nein, noch lange nicht geschluckt. Der Tropfen kreist in der Mundhöhle, es wird geschmatzt und gekaut und dann … vielleicht doch nicht getrunken. Auf der Theke steht ein dezenter silberfarbener Spucknapf. Greiner macht davon Gebrauch, D und G tun es nicht. „Verschwendung", murmelt G.

Greiner hat sich auch in 16 Jahren Eberbach seine schwäbische Sprachmelodie nicht abtrainiert. Weintrinker-Dialekt. Er spricht unaufhörlich, engagiert, unter Zuhilfenahme von Armen und Händen. Er spricht über Trauben und das Kloster und Bio-Wein, auch schon mal über „die Ökos". Nein, er wolle sich nicht verächtlich äußern, aber es nervt ihn erkennbar, dass mancher Bio-Winzer seine Art der Weinherstellung als die einzig wahre, die Königsform der Weinherstellung darstellt. „Wie steht es eigentlich um veganen Wein?" fragt D. Greiner antwortet mit einem vielsagenden Lächeln. „Wenn es veganen Wein gibt, dann hier", sagt er – „nach der Ernte bläst unsere Sortieranlage alle Insekten raus. Bei herkömmlicher Ernte geraten auch schon mal ein paar Marienkäfer mit ins Fass." Na, dann Prost, denkt G und fordert: „Jetzt erzählen Sie mal nichts mehr. Erst, wenn das Tonband läuft."

Wir sitzen zu viert in Greiners Büro, einer zweckmäßig möblierten Arbeitsstube. An dem runden Tisch sind vermutlich schon viele Flaschen geöffnet worden. Im Regal Wein-Raritäten, ausgestellt wie Kunstwerke. An den Wänden Schwarzweiß-Aufnahmen früher Weinproben. „Kaum läuft das Tonband", klagt G, „schweigt der Mann". Gelächter, Gläserklirren. Ein Glucksen, verhaltenes Schmatzen. „Der Hammer", sagt Blach.

„Wir trinken", eröffnet Greiner, „einen 2015er Rauenthaler Baiken. Riesling Spätlese." Andächtiges Schweigen.

G: „Bei Ihnen hat mich heute noch kein einziger Riesling gebissen."

Greiner: „Soll er ja auch nicht. Er soll erfrischen. Wenn er beißt, ist etwas verkehrt."

G: „Aber die Säure des Rieslings ist doch überall ein Thema. Gerade erst sind wir dem Herrn Brüderle begegnet, der ständig Tabletten gegen Sodbrennen bei sich hat. Weil er den Riesling zwar gerne trinkt, aber die Säure nicht verträgt."

D: „Er meinte aber vor allem den Riesling von der Mosel."

G: „Man hört das durchaus auch in Frankfurt. Nur Riesling – das sei einfach auf Dauer zu sauer."

Greiner: „Stimmt, man hört das immer wieder – aber das bedeutet noch längst nicht, dass es zutreffend ist. Die Spitzengewächse des Rieslings werden häufig mit etwas mehr Säure ausgebaut – aber die normalen Weine haben alle um die sieben Gramm Säure. Die Burgunder, von denen viele meinen, sie seien leichter bekömmlich, haben sechs Gramm Säure. Ich bezweifle, dass der Magen das wirklich als großen Unterschied wahrnimmt. Natürlich gibt es auch Kollegen, die ihren Riesling mit neun oder zehn Gramm ausbauen. Das schmeckt man dann allerdings schon."

D: „Riesling wird im Ausland schon als ‚der deutsche Wein' wahrgenommen, oder?"

Greiner: „Absolut. Allerdings vor allem von Sommeliers und anderen Fachleuten. Auf dem Markt ist deutscher Wein, von den skandinavischen Ländern abgesehen, eine absolute Nische. In den USA 0,2 Prozent Marktanteil. Bei Weinfachleuten hat der Riesling weltweit eine hohe Anerkennung, aber bis zum Verbraucher schlägt das nicht so richtig durch."

G: „Woran liegt das?"

Greiner: „Das liegt natürlich an der Marktdurchdringung, wie sie zum Beispiel von Penfold oder Hennessy vorgelebt wird. Mit 2.000 Hektar hat Deutschland den größten Riesling-Anbau der Welt, das ist aber lächerlich gemessen zum Beispiel am Chardonnay. Das ist keine Größenordnung, die im internationalen Markt eine Relevanz hätte."

Er selbst befehligt ein 220 Hektar großes Weingut, das ist nur in Deutschland gigantisch. „Wir sind so groß, weil die anderen so klein sind", hat Greiner der „Zeit" anvertraut. In Australien etwa gibt es 3.000 Hektar große Betriebe – so viel Rebfläche hat der gesamte Rheingau zu bieten. Kein Wunder, dass Deutschland im Wein-Export nur eine untergeordnete Rolle spielt.

G: „Das heißt doch im Umkehrschluss: Der Germane trinkt seinen Wein selbst."

Greiner: „Wenn Sie den Germanen etwas weiter fassen wollen... In Skandinavien sind wir immerhin sehr gefragt, in Norwegen ist der Riesling sogar Marktführer."

D: „Gibt es denn noch richtig schlechten Wein?"

Greiner: „Gibt es noch, aber immer weniger. Wir haben eine sich ständig verbessernde Ausbildung, die Ausstattung der meisten Betriebe ist auf dem modernsten Stand. Die Qualität deutscher Weine nimmt beständig zu."

> Ein Wein für 1,99 Euro vom Discounter gefährdet die Gesundheit nicht.

D: „Kann man einen Wein für 1,99 von Aldi oder Lidl trinken oder gefährdet man damit seine Gesundheit?"

Greiner: „Man gefährdet mit Sicherheit nicht seine Gesundheit, weil auch diese Weine technisch sauber gemacht sind. Es ist ganz einfach die Frage: Was verbinde ich persönlich mit einem Glas Wein? Welchen Anspruch habe ich? Man kann sicher nicht erwarten, dass man für einen Euro neunundvierzig ein großes Weinerlebnis erstehen kann. Aber gesundheitsgefährdend ist das nicht."

D: „Sind Sie schon gefragt worden, ob Sie für Discounter produzieren wollen?"

Greiner: „Wir sind schon oft gefragt worden, aber für uns macht das keinen Sinn; wir haben einfach nicht genug Wein. Aber ich will das nicht verteufeln."

D: „Ihr Kollege Fritz Keller vom Kaiserstuhl verkauft ja Wein bei Aldi. Hätten Sie nicht die Sorge, dass der Ruf des Hauses darunter leiden könnte?"

Greiner: „Der sehr geschätzte Fritz Keller macht das ja schon seit Jahren; sein Weingut hat in keiner Weise darunter gelitten. Er genießt nach wie vor einen sehr guten Ruf in der Branche."

G: „Welchen Stellenwert hat Wein heute überhaupt in Deutschland?"

Greiner: „Insgesamt so hoch wie nie zuvor. Wein ist demokratisiert worden, ein Getränk, das sich jeder leisten kann. Wein nicht zu trinken, ist heute keine Entscheidung, die vom Geldbeutel vorgegeben wird. Wein kann sich, wie Bier, jeder leisten."

Blach: „Es ist allerdings nicht das Getränk der ganz Jungen. Wenn wir sehen, wer hier zu Weinverkostungen ins Kloster kommt – das sind Menschen ab 35. Bei Brauerei-Besuchen sieht man auch Schüler und Studenten!"

Der freundliche hochgewachsene Blach mischt sich in das Wein-Gespräch nicht ein; das ist Greiners Feld. Hin und wieder schenkt er Wein nach. Blach ist für die gut gehenden Geschäfte der Kloster-Stiftung zuständig. Man möge sich einen Moment vorstellen, die Bier-Kundschaft würde sich in den ehrwürdigen Gemäuern der Klosteranlage breitmachen. Wäre es dann noch ein solch magischer Ort, dessen schlichte kraftvolle Ausstrahlung auch den Wein adelt? Oder ist es umgekehrt?

Kloster Eberbach, dessen „karge Schönheit" der Architektur-Kritiker Gerwin Zohlen preist, ist von ruhiger, klassischer Strahlkraft, ein Bauwerk von Weltruhm, ein Denkmal für das klösterliche Leben – und für den Wein. „Wein", schreibt der als cool bejubelte australische Sommelier Matt Skinner, „ist Fruchtsaft für Erwachsene". Da sieht man, zu welchen Verirrungen ein Übermaß an Coolness führen kann. Wer guten Wein trinkt, ist dem Saft ganz fern. Vielleicht wird er von der Kulturgeschichte geküsst. Immerhin fließt das Wissen aus Jahrtausenden auch in den heutigen Wein. In Mesopotamien haben Archäologen zehntausend Jahre alte versteinerte Trauben gefunden – ein Beleg für den Weinbau im Reich der Pharaone. Den Toten wurden bei den alten Ägyptern sogar Weintrauben mit ins Grab gelegt; könnte ja sein, dass im Jenseits auch nochmal eine schöne Sause steigt. Die Griechen, die Römer, die christlichen Mönche – sie alle machten sich im Weinberg zu schaffen, handelten und tranken. Wein kann man mithin guten Gewissens zu sich nehmen – das ist schließlich Kultur. Sagt der Weintrinker.

Die Herrenrunde ist mit eher nahe liegenden Gedankengängen befasst und ereifert sich zwischenzeitlich darüber, dass allenthalben Werbeverbote ausgesprochen werden, für Tabak natürlich – „bald auch für Wein?", will D wissen. Argwöhnisch darf man sein. Erst 2012 hatte der Europäische Gerichtshof unter dem Aktenzeichen C-544/10 geurteilt, es sei verboten, Wein in der Werbung als „bekömmlich" zu bezeichnen. Sofort frotzelten frustrierte Vinologen, dann sei ja wohl auch zu untersagen, künftig das Glas zu heben und in aller Unschuld „Zum Wohle" zu wünschen. Den europäischen Institutionen traut man halt allerlei Blödsinn zu. „Ich sehe es schon vor mir", barmt D, „auf jeder Flasche ein Aufkleber: ‚Wein macht dumm und gewalttätig'. Und der Winzer hat bald einen Sozialstatus wie ein Waffenhändler!"

> **Wie soll sich ein junger Mensch dem Wein nähern? Probieren!**

G: „Wer trinkt eigentlich Riesling?"

Greiner: „In der Regel, da bin ich überzeugt, sind das Menschen, die sich etwas mehr für Wein interessieren. Der Riesling ist sehr vielfältig, sehr facettenreich, auch fordernder als manche andere Rebsorte wie zum Beispiel ein Pinot Grigio, der gefälliger, leichter zugänglich ist. Generell kann man sagen, dass kundige Wein-Liebhaber eher zum Riesling finden als Menschen, die nur gelegentlich Wein trinken. Die werden eher zum Burgunder oder Chardonnay greifen."

D: „Angenommen, es kommt ein junger Mensch zu Ihnen, der sagt: Herr Greiner, ich habe die Nase voll von Schöfferhofer Grapefruit und Alkopop, ich möchte mich mit Wein beschäftigen. Was raten Sie dem, womit soll er anfangen?"

Greiner: „Mit Probieren. Der persönliche Geschmack ist ja weder richtig noch falsch. Man muss selbst herausfinden, was einem schmeckt."

D: „Aber zum Beispiel bezogen auf den Rotwein – ist es da nicht besser, man kommt vom Merlot und arbeitet sich dann zum Shiraz vor?"

Greiner: „Meistens ist das so. Junge Menschen haben einen leichteren Zugang zu den runden, weicheren Weinen. Wenn meine Tochter sieht, dass ich eine Flasche Kabinett öffne, dann sitzt sie ruckzuck dabei. Das ist bei anderen Weinen nicht unbedingt der Fall. Und wenn wir mal ehrlich sind: Wenn wir uns einen Cabernet Sauvignon oder Shiraz vornehmen, mit so viel Gerbsäure, dass es einem den Gaumen zusammenzieht – wer tut sich das denn freiwillig an? Das macht man, wenn man schon viel probiert hat und ganz tief drin ist in dem Thema."

G: „Sie formulieren da die Idealvorstellung eines Winzers. Ich möchte gern mal meinen eigenen Eindruck dagegensetzen. Die Menschen, die wirklich die geschmackliche Raffinesse jedes Weins bis in seine letzten Verästelungen herausschmecken können, sind eine kleine Minderheit. Es gibt Weine, die sind en vogue – und die muss man einfach haben. Eine Zeitlang, erinnere ich mich, war der Chablis angesagt wie nichts anderes. Da musste jeder, der was auf sich hielt, einen „Schäbblis" auf den Tisch bringen."

D: „Oder neuerdings einen Lugana."

G: „Wenn in Frankfurt ein Banker zum Getränk einlädt, muss er heute einen Riesling anbieten – oder allenfalls einen Sancerre. Weil das von ihm, von seiner Stellung erwartet wird."

Greiner: „Ja, stimmt. Es sind ja auch alle entschlossen, die Taschen von Louis Vuitton als das Maß aller Dinge anzusehen. Kann mir doch keiner erzählen, dass die Taschen wirklich schön sind. Meine Frau ist da allerdings ganz anderer Auffassung. Aber der Erfolg kommt, weil die Tasche angesagt ist. So ist es auch beim Wein."

G: „Wenn ich als junger ahnungsloser Manager einlade, dann kaufe ich doch entweder nach Image oder nach Etikett oder nach Preis. Der Wein muss hinreichend teuer sein, damit ich bei meinen Gästen reüssieren kann."

Greiner: „Jeder Mensch braucht doch eine Orientierung. Das ist entweder die eigene Erfahrung – oder das sind die genannten Hilfsgrößen."

G: „Wie aber kann man an seinem eigenen Geschmack arbeiten? Sie haben eben bei unserer kurzen Weinprobe so einfühlsam von Citrusnoten gesprochen und von Mandarinenspuren.

Wir blicken uns, obschon wir gern und gut trinken, da meistens fassungslos an und fragen uns: Kann man das wirklich schmecken?"

Greiner: „Ich muss Ihnen jetzt etwas ganz Furchtbares sagen. Wenn Sie Ihrer Tochter mit 14 Jahren dieses Weinglas gegeben hätten, und die riecht daran – die nimmt das alles wahr. Voraussetzung ist natürlich, dass sie vernünftig sozialisiert wurde – dass sie tatsächlich Orangen, Mandarinen, anderes frisches Obst gegessen hat, das seinen Namen noch verdient, dass sie an Gräsern geknabbert und an Erde gerochen hat, also nicht in der Retorte aufgewachsen ist. Bei Kindern sind die Sinne geschärft und unverfälscht, die schmecken und riechen wirklich alles. Den Älteren macht das Mühe, sie haben es einfach verlernt. Aber man kann sich das wieder aneignen."

Blach: „Ich will euch Winzern ja nicht zu nahe treten, aber häufig ist natürlich auch Show im Spiel. Ich bin oft bei Blindverkostungen dabei, da ist das Who is Who des Rheingau vertreten. Da kommen Flaschen auf den Tisch für 300 Euro, aber auch die so genannten Piraten, zum Beispiel von Aldi, für 1,99. Das ist häufig wie eine Theateraufführung, auch ein Überbietungswettbewerb an Beschreibungen – ‚eine Note von Cassis!' – ‚nein, Citrus!'. Und häufig siegen nicht die teuersten Weine, sondern die normalpreisigen."

G: „Die Beobachtung kann doch jeder wache Mensch machen. Natürlich gibt es auch glaubwürdige Weinkenner, denen man die Sensibilität ihrer Geschmacksnerven abnimmt. Vor denen habe ich Respekt. Aber es gibt auch das Heer der anderen, die da vor sich hinschmatzen und wie Karikaturen von Weintestern auftreten. Leider, ohne es zu merken. Man denkt dann öfter mal: Der da drüben hat überhaupt keine Ahnung. Sagt aber was."

Greiner: „Ich selbst bin ein eher mittelmäßiger Sensoriker, an unseren Kellermeister kann ich überhaupt nicht heranreichen. Und ich bin sehr schwankend in meiner Wahrnehmung, abhängig von Stimmungen, vom Wetter, von der Umgebung. Ich habe mir natürlich ein Grundwissen erarbeitet. Der Weinkenner, den ich am meisten schätze, hat als Grundhaltung: Ich will wissen, was ein Wein hat – und nicht, was ihm fehlt. Viele suchen aber nach dem Wurm im Glas. Am besten ist ja immer noch, wenn eine Weinflasche zurückgegeben wird, weil der Wein korkt. Wir selbst verwenden seit acht Jahren keine Korken mehr, sondern Drehverschlüsse. Dennoch berichten Gastronomen immer wieder mal, dass auch Flaschen von uns wegen Korkgeschmack reklamiert werden."

Greiner referiert über die Vorteile von Schraubverschlüssen gegenüber Glaspfropfen. Glucksend fließt Nachschub in die Gläser. „Gibt es noch Kunden", will G wissen, „die meutern, weil sie ihren schönen alten Korken wiederhaben wollen?" Davon, sagt Greiner, mache kaum jemand seine Kaufentscheidung abhängig.

Wie schmeckt eigentlich ein salziger Damensattel?

D lässt die Geschmacksbeschreibung von Weinen keine Ruhe. „Was sind das für Leute", fragt er, „denen bei einer Verkostung die Assoziation in den Sinn kommt, der Tropfen schmecke wie ein salziger Damensattel?" Greiner muss sich nach einem Lachanfall erst wieder sammeln, dann urteilt er zurückhaltend: „Die Urteile sind häufig natürlich sehr individuell geprägt. Das sagt vielleicht weniger über den Wein als über den, der einen solchen Geschmack wahrnimmt. Tatsache ist: Es gibt kein festgelegtes Vokabular. Es gibt aber zum Beispiel Modeworte. Eine Zeitlang haben alle von der ‚Mineralität' gesprochen. In den vergangenen Jahren, als Weine immer trockener, mit immer weniger Restsüße ausgebaut wurden, haben die Tester gern von ‚Salzigkeit' gesprochen. ‚Salzige Mineralität'!"
G: „Gerne werden ja auch exotische Früchte und ihre Aromen ins Spiel gebracht."
Greiner: „Ja, das ist völlig irre, dass man Früchte schmecken kann, die hier gar nicht wachsen. Völlig gaga! Aber es ist so."
G: „Das schmecken Sie auch?"

Greiner: „Ja. Sie schmecken das auch! Wenn ich verschiedene Weine vor Sie stellen würde und frage: Welcher schmeckt nach Mango – dann finden Sie den."

G: „Gibt es eigentlich noch die Regel, dass man zu Weinproben nur gehen darf, wenn man kein Rasierwasser oder Parfum aufgetragen hat?"
Greiner: „Ja, absolut. Wer dagegen verstößt bei einer professionellen Weinprobe, der wird nie wieder eingeladen. Wie soll solch ein Mann denn die Geruchsvielfalt eines Weins wahrnehmen, wenn sich ständig sein Aftershave in den Vordergrund schiebt?"

Soeben stellt sich ein Bild ein: Wie sich 20 Kilometer flussabwärts Touristenscharen in den mit Plastikreben dekorierten Schänken der Drosselgasse drängen. Die Frage nach Rasierwasser stellt sich nicht, der Wein wird aus knubbeligen Glaskelchen in die Kehlen entsorgt. In der Ecke steht vielleicht ein Schunkel-Musiker, vielleicht vergreift sich eine Reisegruppe an einem der bekanntesten deutschen Volkslieder:

Warum ist es am Rhein so schön,
am Rhein so schön?
Weil so heiß dort das Blut ist
und der Wein dort so gut ist,
darum ist es am Rhein so schön!

Da kann jeder halbwegs vorbereitete Japaner mühelos mitsingen, die Botschaft ist klar und einfach. Im Übrigen ist das den Wein begleitende Liedgut so vielfältig wie die Musik selbst. Schuberts Chorwerke („Funkelnd im Becher so helle" oder „Trinklied vor der Schlacht"). „Vivat Bacchus" aus Mozarts „Entführung aus dem Serail". „In Taberna" aus Carl Orffs „Carmina Burana". Hans Mosers hingenuschelte Reblaus-Hymne

I muaß im frühern Lebn eine Reblaus gwesen sein
Ja, sonst wär die Sehnsucht nicht so groß nach einem Wein
Drum tu den Wein ich auch nicht trinken sondern beißen
I hob den Rotn grod so gearn als wie den Weißn

Die Rock- und Blues-Balladen, die versoffenen irischen Folk-songs – die hören wir in Rüdesheim ganz gewiss nicht. Ist vielleicht auch besser so...

D: „Sind Wein-Bewerter wie Robert Parker eigentlich Fluch oder Segen für Ihre Branche?"

Greiner: „Eigentlich ist es ein Segen, weil es ein Bedürfnis nach Orientierung stillt. Es trägt auch dazu bei, dass sich mehr Menschen mit dem Wein auseinandersetzen. Aber man darf diese Urteile nicht zu ernst nehmen. Vor einigen Jahren hat sich ein Winzer an der Mosel das Leben genommen, weil seine Weine herabgestuft wurden."

Robert M. Parker jr., dem die verzückte Trinkergemeinde gern als „Wein-Papst" huldigt, hat vor knapp 40 Jahren ein Punktesystem zur Bewertung der Weinqualität erfunden und daraus eine eigene Weinwelt errichtet. Auf der 100 Punkte zählenden Skala gelten Weine unter 80 als durchschnittlich, weniger als 50 Punkte erhalten Weine, die Parker als „ungenießbar" empfindet. Weine mit über 90 Punkten werden als das Maß aller Dinge angesehen. Der frühere Rechtsanwalt, der 2015 abtrat und sein Bewertungssystem einem Nachfolger überließ, hat die Weinwelt „parkerisiert". „Ich finde es sehr kritisch, dass jemand so viel Einfluss auf einen globalen Markt hat", urteilte der Weinwirtschafts-Professor Erik Schweickert in der „Wirtschaftswoche". Der Wein-Autor Manfred Klimek ist noch deutlicher: „Parker hat der Welt seinen Coca-Cola-Weingeschmack aufgezwungen. Fette, marmeladige, tanninreiche und fruchtig-alkoholische Weine." In manchen Weinregionen trimmen die Winzer ihre Erzeugnisse so, dass sie bei Parker-Tests besser abschneiden.

D: „Wie sind Frauen eigentlich als Weinverkoster?"

Greiner: „Sie sind besser. Nach meiner Beobachtung haben Frauen eine bessere, empfindsamere Sensorik als Männer."

D: „Dieses Staatsweingut ist ja in der Vergangenheit häufig eher skeptisch betrachtet worden. Ist das Urteil heute milder?"

Greiner: „Ich denke, historisch gesehen erleben wir gerade ein Stimmungshoch. Wegen uns sind ja schon Bauernkriege geführt worden ..."

Ja, freilich, 1525, das war ein denkwürdiges Jahr für Eberbach. Der Deutsche Bauernkrieg erreichte den Rheingau, auf der Wacholder Heide, einen Steinwurf weg vom Kloster, sammelten sich die Aufständischen. Sie forderten die Auflösung der Klöster. Am 13. Februar 1136 hatten zwölf Mönche und ihr Abt Ruthard das Kloster Eberbach gegründet, und sie gingen sofort ans Werk, ihrem Auftrag – Gottgefälligkeit und Tüchtigkeit – Folge zu leisten. Die Zisterzienser waren eine Art mittelalterliche Globalisierungsmacht, Eberbach war ein Außenposten des Konzernmutter-Klosters in der Nähe von Dijon. Beharrlich und schlau schufen die Mönche in Eberbach ein Weinbau-Unternehmen, das seinesgleichen suchte und die gesamte Region dominierte. Eine Weinbaulage nach der anderen kam hinzu, immer mehr Land wurde gerodet, bald kontrollierten sie den Handel entlang des großen Flusses, der Wein wurde bis hinunter nach Köln verkauft.

> **Es gab Zeiten, da war Kloster Eberbach ein Hass-Symbol.**

1485, in der verarmenden Bevölkerung machte sich schon die Proteststimmung gegen Adel und Kirche breit, entschlossen sich die Mönche, ihrem einzigartigen Erfolg ein unübersehbares Denkmal zu setzen: Das „Große Fass", 8,40 Meter lang, 2,70 Meter hoch, 3,56 Meter im Durchmesser – das größte Fass der Welt fasste über 70.000 Liter Wein. Eine Demonstration des Hochmuts – und ein Hass-Symbol für das „gemeine Volk". Die hohen Umgrenzungsmauern, hinter denen die Mönche sich sicher fühlten, waren kein Hindernis gegen die um sich greifende Wut. Der Aufstand begann am Georgstag, dem 23. April 1525, in Eltville. Es wird verhandelt, die Wutbürger werden hingehalten – bis sie im Mai bewaffnet „auf den Wacholder" ziehen. Begleitet von Plünderungen machen sie deutlich, wie ernst es ihnen ist mit ihren Forderungen. Die Klöster sollen ausgetrocknet werden, sie sollen ihre Steuerprivilegien verlieren, den Geistlichen soll ihr Rentenanspruch gestrichen werden.

Hauptsächlich aber muss das Symbol der Mönchsmacht, das Große Fass, zur Ader gelassen werden. Am Ende des Aufstands beruhigen sich alle wieder, aber das Fass ist fast leer. „Ausgetrunken", sagen Heimatforscher. Da hat man's den Mönchen aber besorgt! Jahrhundertelang blieb Eberbach ein Ziel von Angriffen und Argwohn. Auch nach dem 18. September 1803, als das Kloster aufgelöst wurde. Die letzten 22 Ordensmitglieder zogen im November ab.

Greiner: „Die zwiespältige Einstellung zu diesem Haus – der Stolz auf seine Bedeutung, das Misstrauen wegen seiner schieren Größe – hat sich niemals ganz verflüchtigt. Ich glaube auch nicht, dass sich das jemals vollständig ändern wird. Insgesamt haben wir allerdings zurzeit eine wunderbare Phase der Ruhe. Seit einigen Jahren schreiben wir auch schwarze Zahlen, da gibt es also sachlich sowieso keinen Grund, uns mit Kritik zu überziehen. Ich glaube, wir erleben derzeit ein historisches Hoch. Auf null wird die Kritik niemals gehen, in Deutschland schon gerade nicht."

Blach: „Einerseits sollen wir Geld verdienen. Da wir aber in staatlicher Hand sind, wird andererseits jede Entscheidung, die in allen anderen Betrieben üblich ist, argwöhnisch beäugt. Ob wir 50 Cent Verkostungsgebühr in der Vinothek erheben oder Parkgebühren verlangen – alles wird hinterfragt, immer werden andere Maßstäbe angelegt."

D: „Trinken Sie jeden Tag ein Gläschen Wein?"

Greiner: „Ja, schon. An einem Tag in der Woche trinke ich nichts, manchmal auch an zweien. Aber sonst schon."

G: „Mitunter auch mal mehr als ein Gläschen?"

Greiner: „Jaaa, aber nicht viel. Zwei Gläser vielleicht, drei... Eine Flasche wird es nie."

G zu Blach: „Und Sie trinken am Feierabend bestimmt heimlich mal ein Bier..."

Blach: „Ja, wissen Sie, bei einer Weinverkostung kommt ja auch zum Abschluss häufig ein Bier, und da sehe ich schon Menschen, bei denen sich die Mienen aufhellen. Ich will offen sagen: Für mich ist der Alkohol nicht immer ein Genuss, sondern ich bin auch froh über Fastentage."

Greiner: „Ich war gerade im Urlaub auf den Kanaren, da habe ich natürlich auch mal einen dortigen Wein probiert und habe dann beschlossen: Das brauchst du nicht, da trinkst du jetzt mal drei Wochen lang gar nichts."

G: „Wie steht es eigentlich um die Weiterentwicklung im Weinbau? Gibt es da nennenswerte technische Neuerungen – oder bleibt die Branche auf dem Stand, der sich in einigen Jahrhunderten herausgebildet hat?"

Greiner: „Wir sind ja zur Fortentwicklung des Weinbaus gezwungen, der Klimawandel zum Beispiel treibt uns dazu, mit immer neuen und raffinierteren Methoden die Schädlinge abzuwehren. Gerade ist die japanische Kirschessigfliege auf den Plan getreten, die sich in diesem Sommer besonders in Süddeutschland ausbreitet. Früher hat man gegen solche Schädlinge Gift gespritzt. Wir haben viel mehr Wetterextreme, stärkere Wärmephasen, unberechenbare Regenfälle. Es wird tendenziell wärmer und feuchter, wir brauchen neue Antworten, um die Vernichtung der Reben zu vermeiden."

Äußerlich ist den Pflanzen nichts anzumerken. Sie wachsen an den Rebstöcken aufwärts und wirken auf den durstigen Laien, der sich an ihrem Anblick erfreut, pumperlgesund. Aber sie sind umzingelt von Feinden, die Namen der tierischen Schädlinge lesen sich wie ein urzeitliches Bestiarium: Die Kräuselmilbe. Der Dickmaulrüssler. Der Fransenflügler. Der Rhombenspanner. Der Drahtwurm. Auch Allerweltsinsekten wie Wespen und Maikäfer werden vom Winzer mit Unbehagen betrachtet. Die von Greiner als Schädling der Saison ausgemachte orangefarbene Kirschessigfliege ist ein sechs Millimeter großes Ungeheuer. Das Weibchen sägt die Trauben an und legt die Eier hinein – schon ist es geschehen um die Ernte. Der sumpfige Sommer hat dafür gesorgt, dass der explosionsartig sich vermehrenden Angreiferin bereits komplette Betriebe in Bayern, Baden-Württemberg und Rheinland-Pfalz zum Opfer fielen.

Und dann ist da natürlich die Reblaus, ein winziger Albtraum aus der Ordnung der Schnabelkerfen. Die Reblaus ist ein Teufel mit Migrationshintergrund: Die amerikanische Eingeborene wurde um 1860 nach Südfrankreich eingebürgert, zusammen mit Rebstöcken, die von der Ostküste der USA nach Europa verschifft worden waren. Das gefräßige Untier vernichtete binnen zwanzig Jahren, zwischen 1865 und 1885, große Teile der französischen Weinbaugebiete, zweieinhalb Millionen Hektar. Mit einiger Verzögerung fiel die Reblaus auch über die deutschen Weinpflanzen her und wütete dort bis kurz vorm Ersten Weltkrieg. Jetzt wurde sie wieder gesichtet, zum Beispiel an Rebstöcken von Hobby-Gärtnern.

Die Winzer sind in Alarmstimmung. Auch deswegen, weil die Wachstumsphase der Reben von zunehmend dschungelartigem Wetter geplagt wird. Mal platzt ein Starkregen vom Himmel, mal knallt die Sonne aufs patschnasse Erdreich. „Pilzwetter", sagt Greiner. Wenn der Weinberg dampft, finden Eipilze und Schlauchpilze ihr Glück und blasen zum Angriff auf die Reben: Der Mehltau, die zweite große Plage der Winzer, gedeiht in der Schwüle. „Was hilft da?" fragt G. „Spritzen", sagt Greiner, „sonst nichts."

Eine besonders harte Prüfung ist das für die Öko-Winzer. Greiner: „Die müssen nach jedem Regenguss wieder raus, weil Bio-Mittel nur oberflächlich helfen."

> **" Was hilft gegen Mehltau?
> Spritzen, sonst nichts. "**

Aber hart sind die Zeiten auch für den herkömmlichen Weinbauern. „Wenn jemand gar keinen chemischen Pflanzenschutz betreibt, überlässt er den Tieren kampflos das Feld", weiß die bayerische Biologin Mareike Wurdack. Dennoch: Effektiv und umweltschonend sollen die heutigen Kampfmittel sein – „da muss man ständig beobachten und bei Bedarf ganz schnell spritzen. Ein großer Aufwand für alle Winzer!"

Mancher mag sich da vielleicht in die gute alte Zeit der Giftspritzerei zurückträumen. Gern wurde zum Beispiel Bleiarsenat als Insektizid verwendet, ein Mittel von rasanter Effizienz. Leider wurde ihm bescheinigt, krebserzeugend und fortpflanzungsgefährdend zu sein. Das veranlasste das deutsche „Reichsministerium für Ernährung und Landwirtschaft" bereits 1928, ein umfassendes Verbot auszusprechen. In den USA indes entging die mächtige Obstbau-Lobby bis in die 60er Jahre des vergangenen Jahrhunderts allen Verbotsbemühungen – obwohl bereits Mitte der 20er Jahre zwei Menschen mit Arsenvergiftung in England in die Klinik kamen. Sie hatten amerikanische Äpfel gegessen.

Danach kam Dichlordiphenyltrichlorethan, besser bekannt als DDT, ein äußerst wirksamer Insektenkiller, der bis Mitte der 70er Jahre in Deutschland massenhaft eingesetzt wurde – übrigens auch im eigenen Heim, als Mückenspray. DDT, das gern auch großflächig aus Flugzeugen versprüht wurde, machte nicht nur den Schädlingen den Garaus, sondern auch vielen Vögeln. In manchen Gegenden der USA verschwanden ganze Singvogelpopulationen, in etlichen Ländern Europas galt der Sperber als ausgerottet, Kegelrobben in der Ostsee wurden vergiftet. Das Pflanzenschutzmittel hält sich mancherorts auch Jahrzehnte nach dem Verbot im Boden. Im Lac Saint André südlich von Chambéry fanden Forscher gerade Spuren des Pestizids, in den See geschwemmt von den umgebenden Weinbergen.

Wir nehmen einen kräftigen Schluck. Ist es nicht eine große Errungenschaft, dass die Winzer der Jetztzeit sich selbst und den Wein nicht mehr mit Giftstoffen traktieren dürfen und wollen? D zitiert den F.A.Z.-Kollegen Daniel Deckers, der in der Weinhistorie besonders bewandert ist: Auf älteren Friedhöfen, auf denen auch Winzer ihre letzte Ruhe fanden, wurden erhöhte Arsenkonzentrationen im Erdreich festgestellt. Ob die Weinbauern damals gewusst haben, in welcher Gefahr sie lebten?

Zurück zum Wein. „Was halten Sie eigentlich davon", fragt D, „wenn man Wasser in den Wein schüttet? Schaudert es Sie da?"
Greiner: „Auf keinen Fall. Ich weiß ja, dass es überhaupt nicht populär ist, eine Schorle zu trinken – angeblich eine Versündigung. Aber neuere Forschungen haben gerade nachgewiesen, dass man Wein mit Wasser soweit verdünnen kann, dass maximal zwei Prozentpunkte weniger Alkohol im Glas sind, ohne dass man am Geschmack was merkt. Allerdings möchte ich auch nicht verschweigen: Ich persönlich trinke lieber unverfälschten Wein."

Ein paar Schritte entfernt von Greiners Zweckbüro, einige Treppenstufen tiefer, macht sich die Geschichte breit, zeigt sich die ruhige Pracht des Klosters. Die majestätischen Bogengänge. Die karge, hoch aufstrebende Basilika. D und G sehen, wie die hypnotisierende Architektur von Eberbach in kurzen Filmschnipseln aufschimmert. Ein Gnom stapft über den Steinboden. Ein Drache spuckt Feuer zwischen den Säulen. Und da, in der Basilika, steht das mutmaßlich ungemütlichste Sitzmöbel aller Zeiten, ein aus scharfkantigen, todbringenden Stichwaffen zusammengefügtes Monstrum. Der Thron aus „Game of Thrones", einer amerikanischen Fantasy-Filmreihe, in unserem Kloster Eberbach! „Der wurde bewacht, als wäre es die größte Kostbarkeit der Neuzeit", amüsiert sich Blach. Die Filmproduzenten haben Eberbach als Kulisse für ihre Erfolgsserie benutzt, für die Trailer-Filme. Das zeugt von der Sogwirkung des Klosters auch auf die Filmindustrie – einer Wirkung, die jetzt schon ein paar Jahrzehnte anhält.

Wir schlendern durch den Hospitalkeller, gewaltige Holzfässer an den Seiten. Spärliches Licht fällt durch das Spitzbogenfenster an der Stirnseite, es wird von den dunklen hohen Säulendecken verschluckt. So menschenleer wie jetzt kein gemütlicher, ein unheimlicher Ort – der jeden Moment zum Leben erweckt werden könnte. Vielleicht so:

„Es war ein erlesenes Mahl, das man für die hohen Gäste bereitet hatte … gebratene Täubchen, durchtränkt mit dem Wein der Gegend, und gespickten Hasenrücken, dazu Santa-Clara-Brötchen und Reis mit Mandeln, wie man ihn am Vorabend der Fastentage zu essen pflegt, ferner Röstbrot mit Borretsch, gefüllte Oliven, überbackenen Käse, Schaffleisch mit scharfer Paprikasoße, weiße Bohnen, anschließend köstliche Süßspeisen, Sankt-Bernhard-Kuchen, Sankt-Niklaus-Plätzchen, Santa-Lucia-Äuglein, und Weine und Kräuterliköre, die selbst den gestrengen Bernard Gui in heitere Stimmung versetzten: Zitronellenlikör, Nußlikör, Süßwein gegen die Gicht und Enzianwein. Ein wahres Schlemmergelage, hätte man meinen können, wären nicht jeder Schluck und jeder Happen von frommer Lesung begleitet gewesen."

Ja, da hätte man unbedingt dabei sein mögen, gern auch ohne fromme Lesungen. Umberto Eco hat sich diese Festmahlszene ausgedacht, für seinen Bestseller „Der Name der Rose". Wir sehen sie vor uns, die Mönche in ihren rauen Kutten. William von Baskerville, den mittelalterlichen Mörderjäger, und seinen oft hilflosen Gehilfen Adson von Melk. „Die Filmwirklichkeit hat mit der Wirklichkeit von Eberbach nichts zu tun", betont Blach – muss er ja auch, da im Film das Kloster wie ein Pfuhl von Verwahrlosung und Zügellosigkeit gezeichnet wurde. Aber dennoch sind reale und inszenierte Welt ineinander geflossen, seit Ecos Roman im Rheingau verfilmt wurde. Noch heute, Jahrzehnte später, kommen Besucher ins Kloster, um auf den Spuren von

Sean Connery unterwegs zu sein. Der Schotte spielte den Titelhelden.

Wir wenden uns zur Seite, über eine Rampe geht es abwärts bis zu einem massiven Gittertor. „Unsere Schatzkammer", sagt Blach. Im Halbdunkel erkennt man gigantische Regale, wie romanische Rundbögen ragen sie auf, bis oben hin gefüllt mit dunklen Glasflaschen. Tausende von Glasflaschen. Die größte und nach fachlichem Urteil bedeutendste Sammlung seltener Weine in Deutschland. „Wie viele davon kann man noch trinken", fragt G, „schmecken die nicht nach spätestens hundert Jahren wie Essig?" „Oho", sagt Greiner, „keinesfalls. Ab Jahrgang 1848 kann man die Weine wunderbar genießen!" Hier unten freilich lagern welche, die noch einmal 150 Jahre länger darauf warten, ihrem wahren Zweck zugeführt zu werden: Drei Flaschen eines Methusalem-Weins, abgefüllt in mundgeblasene Flaschen, haben bis heute überdauert – Hochheimer Cabinet, Jahrgang 1706. Ein stolzes Alter, in dem Jahr wurde Benjamin Franklin geboren, in Europa tobte der Spanische Erbfolgekrieg. Die Weine halten so lange durch, weil sie regelmäßig von einem Kellermeister umgekorkt werden – auch jene Flaschen aus dem großen Weinjahr 1893, die noch immer was hermachen sollen. „Dunkel gealtert, aber sie schmecken noch", schreibt der Weinexperte Till Ehrlich.

Es war an einem dieser Abende, als die Film-Crew dabei war, in Eberbach wieder das Mittelalter einzuführen. Drehpause. Hans Ambrosi, einer der Vorgänger Greiners als Chef der Staatsweingüter, hatte zu einer ganz besonderen Weinprobe eingeladen. Stolz ließ er Sean Connery eine sündhaft teure Flasche aus dessen Geburtsjahr entkorken – einen 1935er Steinberger. Connery trank, dann verzog er das Gesicht. Zu sauer, befand der große Schotte. Er bleibe lieber bei seinem Whisky. Ach ja. Wie soll man den Geschmack eines Volkes achten, dessen Nationalgericht Haggis heißt – ein mit Innereien, Nierenfett und Hafermehl gefüllter Schafsmagen?
Zum Wohlsein!

DIE PERSONEN

Martin Blach, Vorstandsvorsitzender der Stiftung Kloster Eberbach, war erst 33 Jahre alt, als er im Dezember 2008 zunächst geschäftsführender Vorstand der Stiftung wurde. Der Diplom-Theologe war zuvor Referatsleiter für Veranstaltungen, Öffentlichkeitsarbeit und Gastronomie in der Hessischen Landesvertretung in Berlin gewesen – ein Teil jener Arbeitsfelder, die er auch bei der Vermarktung und wirtschaftlichen Ausrichtung des Klosters benötigt. „Es ist ein besonderes Glück, an diesem 900 Jahre alten Ort arbeiten zu dürfen", sagt er; vergnügungssteuerpflichtig ist die Aufgabe freilich nicht. Denn selbst die Einführung von Parkgebühren, in der Privatwirtschaft kaum einer Erwähnung wert, führt beim Staatsbetrieb Eberbach zu heftigen öffentlichen Debatten. Als Blach, immer auf der Suche nach neuen Erlösquellen und werbewirksamen Auftritten, 2015 die heiligen Gemäuer für die RTL-Sendung „Deutschland sucht den Superstar" vermietete, fand er sich unversehens in einem Sturm der Entrüstung. „Eine Invasion des Vulgären, ein Fegefeuer der Oberflächlichkeiten" fürchtete die „Welt" durch den Auftritt des Banalhelden Dieter Bohlen. Blach indes nahm die „unbezahlbare" Werbewirkung mit, „da werden vielleicht ganz andere Menschen ins Kloster gelockt". Der Erfolg ist übrigens auf seiner Seite: Die „Tagungs- und Event-Location Eberbach", wie sie sich selbst im Jahresbericht nennt, lockt jährlich über 300.000 Besucher an und verbucht über 3,7 Millionen Euro an Erträgen – etwas mehr, als an Kosten anfallen.

Dieter Greiners Leben bestimmt der Wein. Auf dem elterlichen Weingut im Remstal aufgewachsen, Studium der Agrarwissenschaften mit dem Schwerpunkt Weinbau, anschließend im Deutschen Weininstitut für das Exportmarketing zuständig. Als er im Jahr 2000 als Geschäftsführer der Hessischen Staatsweingüter GmbH Kloster Eberbach angestellt wurde, nannte man ihn schon bald „den Winzer vom Koch". Für Roland Koch war Eberbach eine Herzenssache – und ein riskantes Unternehmen: chronisch defizitär, marode, von den Winzern der Region angefeindet. Greiner, „der richtige Mann", wie Koch ihn pries, erinnert sich an die Aufgabenbeschreibung: „Wir hatten hier einen Investitionsstau von 40 Millionen Mark bei einem Umsatz von rund 10 Millionen Mark, die Kellereitechnik und die Arbeitsabläufe waren veraltet und unglücklicherweise auch noch auf mehrere Standorte im Rheingau verteilt." Er schaffte mit Beharrlichkeit, was andere für unmöglich hielten: Die Staatsweingüter wurden in die Neuzeit katapultiert – unter anderem, indem Greiner am Steinberg, Deutschlands größtem Weinkeller, 15 Meter tief ins Erdreich graben ließ. Seit 2011 schreibt Eberbach schwarze Zahlen, zur Freude des hessischen Finanzministers: 88 Prozent des Gewinns müssen an das Land abgeführt werden.

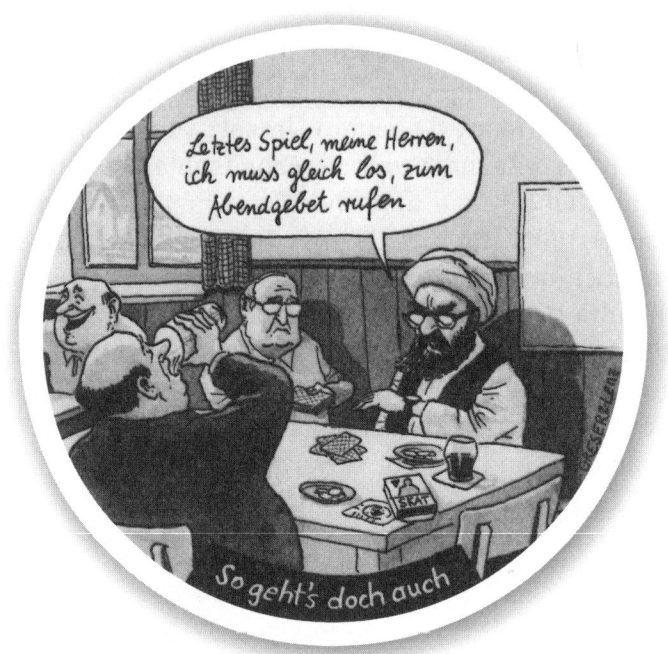

Wo der große Durst seine Heimat findet

Ist das Wasserhäuschen ein Säufertreff – oder eine Kultstätte Frankfurter Lebensart? Oder beides? Spurensuche am Snack FM, Seckbach.

Der Bus der Linie 43 stoppt, Haltestelle Eschweger/Ecke Arolser Straße. Fauchend fliegen die Türen auf, es steigt niemand aus. Aber man ahnt, nein: sieht, wie mancher Fahrgast sehnsüchtig auf die Szenerie jenseits des Wartehäuschens blickt. Sonnenschirme, Liegestühle, eine Biergarnitur. Menschen in lässiger Haltung, aus den Lautsprechern klingt leise Rockmusik. Und überall, in den Händen, auf den Tischen: Flaschbier. Mittendrin an einem Stehtisch D und G. Sie sind abermals verabredet, mit Hubert M. Gloss, einem gut gelaunten, aber auch unermüdlichen Kämpfer für eine Frankfurter Kulturinstitution: das Wasserhäuschen.

Gloss ist nicht direkt ein Hüne, das T-Shirt spannt ein wenig, „das Bier", sagt er, und es klingt kein bisschen entschuldigend. Alles an seinem Gesicht strahlt und funkelt, Lippen, die gern und viel lachen, Lachfalten um die unentwegt zwinkernden Augen. Wenn der Herr Gloss seine Begeisterung entfacht, dann wird man charmant überrumpelt. „Das Wasserhäuschen", plaudert er ansatzlos drauflos, „ist ein barrierefreier Treffpunkt. Da kann man im Bademantel und in Badelatschen vorbeikommen, im lockeren Bieranzug, in Nadelstreifen und sogar im Schlafanzug – habe ich selbst gesehen! Barrierefrei im doppelten Sinne: Auch der Rollstuhlfahrer, beide Beine amputiert, kann hier ohne Weiteres am Schalter vorfahren. Ein offener Treffpunkt für alle. Und deswegen sage ich auch: Solch ein öffentlicher, für alle zugänglicher Treffpunkt muss erhalten bleiben."

D hakt nach: „Schalter ist die offizielle Bezeichnung für die Getränkeausgabe?"

Gloss: „Ja, genau. Früher gab es Schiebefenster, die wurden von einer Schreinerei in der Taunusstraße gefertigt. Die sind inzwischen alle ausgetauscht, weil die Radeberger-Gruppe (sprich Binding), der die meisten Büdchen gehören, Doppelverglasung spendiert hat."

Der Herr Gloss treibt das Gespräch fast atemlos voran, jetzt referiert er über die Pächter, „meistens dramatisch unterbezahlt. Ein guter Betreiber erfüllt viele Aufgaben, nicht nur die der Speisen- und Getränkeausgabe. Er ist Psychologe, Sozialarbeiter, Seelenklempner, Trostspender. Und Zuhörer, ganz wichtig. Und gar nicht einmal selten Arbeitsvermittler. Das alles leistet auch der Pierre, an diesem Wasserhäuschen."

Der Mann heißt Pierre Skolik, nicht gerade ein typischer Vertreter der Kiosk-Kultur. In Harheim aufgewachsen, Abitur an der Wöhlerschule. Der Schuldirektor von einst war auch schon da

– welcher andere Wasserhäuschenbetreiber könnte das schon von sich sagen? Seit drei Jahren betreibt er diesen Kiosk. Unversehens steht er neben D und G und erzählt – die Gäste und das Ausgabefenster immer im Blick. „Diesen Kiosk hier gibt es schon seit weit über 70 Jahren. Damals hielt hier die Straßenbahn der Linie 2, da vorne gleich war ein Wendehammer – hier gab es, glaube ich, sogar Fahrkarten."

Sofort setzt Gloss, dem man ohne Weiteres eine Art Wasserhäuschen-Professur antragen könnte, nach: „Die Wasserhäuschen hatten immer ihren Platz dort, wo die Bahnen gehalten haben. Die beiden ältesten, in Neu-Isenburg und in Schwanheim, sind Geschichte. In Neu-Isenburg ist jetzt ein Café, das in Schwanheim wurde geschlossen. 1888 fuhr dort die Dampfbahn. Die Geschichte der Wasserhäuschen ist ja inzwischen weitgehend ausgeforscht, von Kulturanthropologen, Sozialarbeitern... ein Kumpel von mir hat das Thema als Diplomarbeit eingereicht."

Der Kumpel heißt Oliver Kirst, ist Sozialarbeiter in Bad Homburg und hat tatsächlich 2004 eine Diplomarbeit über die Frankfurter Wasserhäuschen gefertigt. Wer Fakten sucht zu dieser sehr speziellen Trinkkultur, kommt an dieser Arbeit nicht vorbei.

„Das Sortiment", Gloss ist jetzt nicht mehr zu bremsen – gerade so, als würde ihm der Kiosk selbst gehören: „Von den Gummibärchen bis zum Bier gibt es hier alles, Brötchen und Kuchen der Bäckerei Huck, die Rindswürstchen von Gref Völsings. Wir haben eine wunderbar saubere Toilette, eine Hundebar..."

G: „Das ist dann aber auch eher ein Luxuskiosk!"

Gloss: „Pierre, bist du ein Luxuskiosk?" Der Angesprochene antwortet kurz und deutlich: „Nö!"

Ein Qualitäts-Wasserhäuschen betreibe er, mit anspruchsvoller Ware. „Der muss sich ja was Besonderes ausdenken", weiß Gloss: „Der liegt ja genau zwischen Lidl und Aldi! Von Bier allein kann kein Kioskbetreiber leben. Deshalb hat er auch noch Lotto. Den einzigen Lottoschalter unter freiem Himmel in Frankfurt."

Natürlich läuft das Tonband unermüdlich. Hin und wieder sind darauf ein Quietschen und ein Brummen zu vernehmen – die Busse. Dazwischen das Klirren von Leergut. Der Wirt hat seine Gäste gut erzogen, sie tragen die Flaschen zurück in die Kästen. Aus den Augenwinkeln beobachten D und G das Publikum. Sehr gemischt. Mal sitzen junge Pärchen auf den Bierbänken, später zwei ältere Damen mit den dazugehörenden Begleitern. Sie knobeln und trinken. Auf den Liegestühlen fläzen sich Männer. Einigen von ihnen hat sich der große Durst in die Gesichter gekerbt. Sie trinken freundlich lächelnd vor sich hin. „Der Strand von Seckbach", sagt Mr. Wasserhäuschen.

„ Erst kommen die Frühtrinker, dann die Schüler. "

Gelegentlich treten Hausfrauen auf dem Heimweg an den Schalter und holen, was ihnen noch fehlt. Brötchen, Kuchen, ein kühles Getränk. Was man zu dieser Uhrzeit – später Nachmittag – nicht sieht, ist eine andere Kundschaft: Kinder. Wenn Pierre Skolik morgens um sechs seinen Schalter öffnet, kommen zunächst die Frühtrinker und gleich danach, rechtzeitig vor Schulbeginn, die Kinder. Sie kaufen Sammelbilder. „Eine Panini-Börse habe ich hier schon veranstaltet, mit 30 Kindern", erzählt Skolik. Er hat auch schon versucht, ihnen Leckmuscheln oder Negerkuss-Brötchen (die man selbstverständlich nicht mehr so nennen darf) anzudienen – aber die junge Kundschaft will nur die Bildchen.

D: „Solche Kioske, an denen Wurst, Zigaretten, die Bild-Zeitung und Bier angeboten werden, gibt es ja auch in anderen Städten. Was unterscheidet das Frankfurter Wasserhäuschen von ähnlichen Einrichtungen in Ansbach oder Berchtesgaden?"

Gross: „Hier darf man sein Bier im Stehen konsumieren. Das ist in den meisten anderen Landstrichen verpönt; in Bayern oder Mecklenburg-Vorpommern gibt es diese Kultur gar nicht. In anderen Gegenden, zum Beispiel in Rostock, sind die Kioske verrufen, weil dort der Hardcore-Trinker die Stimmung bestimmt. In

Frankfurt/Oder hat vor Jahren einer versucht, Wasserhäuschen einzuführen, hat sogar besondere Pavillons aufstellen lassen – aber das funktionierte überhaupt nicht. Auf der anderen Oder-Seite gibt es Schnaps und Zigaretten und Bier halt viel günstiger. Nein, das Wasserhäuschen in dieser Art, wo man beisammen sitzt, Karten spielt, trinkt, babbelt – eine Art Speakers' Corner auf Frankfurterisch – das gibt es eben nur hier!"

G: „Schön und gut, dieses Haus hier ist ja auch so, wie du es beschreibst. Aber es gibt doch auch ganz andere Etablissements. Solche, die reine Verkaufsstellen sind. Und von eher primitiverem Saufvolk umlagerte Buden, die von einem auf Anstand erpichten Publikum lieber gemieden werden sollten..."

Gloss: „Das hängt immer vom Umfeld ab, dem Stadtteil und natürlich vom Pächter. Wie stark er darauf achtet, dass es dort gesittet zugeht..."

Skolik: „Man braucht Regeln, und man muss darauf achten, dass die eingehalten werden. Zum Beispiel ist die Toilette sauber zu halten. Ich will ja weg von dem Trinkhallen-Image, da muss man natürlich ständig dran arbeiten."

Ja, da kann man machen, was man will: Immer und immer wieder werden selbst die größten Wasserhäuschen-Enthusiasten von diesem fatalen Image eingeholt. Männern, die beruflich nicht so reüssierten wie von der Familie erwartet, wurde früher gern entgegengehalten: Wenn du so weitermachst, wirst du noch am Wasserhäuschen enden. Wo sind wir denn nun: an einer Kultstätte der Frankfurter Geselligkeit – oder an einem Treffpunkt für trunksüchtige Versager? Die Antwort ist nicht so eindeutig, wie wir sie gern hätten.

Früher, sehr viel früher, war der Name noch Programm. Seit in der Stadt kohlensäurehaltiges Mineralwasser produziert wurde (erstmals übrigens 1861) wurde nach Möglichkeiten gesucht, das Bitzelwasser unters Volk zu bringen – vor allem an die Arbeiter, deren Alkoholkonsum von den Stadtoberen misstrauisch beäugt wurde. Schnell verbreiteten sich immer mehr „Wasserhäuschen" in der Stadt. „Kurort des kleinen Mannes" wurden die Wasserstellen genannt, so schreibt es der schon zitierte Oliver Kirst in seiner Diplomarbeit, in der er das gesamte Panoptikum der Wasserhausgeschichte und -geschichten wiederauferstehen lässt.

Vor allem nach dem Ersten Weltkrieg wurden die Wasserhäuschen aufgerüstet. Schokolade gab es, Obst, Tabak, Brennstoff, Milch, Zeitungen. Und irgendwann auch Alkohol. Auch damals schon war der Markt in der Hand von Großbetreibern – vor allem der Familie Jöst, die den Konkurrenz-Clan Krome nach und nach überflügelte. Unterdessen stieg die Zahl der Trinkhallen auf 800. Der Odenwälder Adam Jöst verteilte seine „Jöst-Hütten" quer über die Stadt und verkündete schon früh sein Credo: Die Kundschaft sei „die arbeitende Bevölkerung", die bei ihm „für billig Geld ihren Durst löschen" könne, „ohne gezwungen zu sein, eine Wirtschaft aufzusuchen."

Das war den Nazis aber gar nicht recht. Argwöhnisch betrachteten sie diese Brutstätten von Aufsässigkeit und Aufruhr, an Trinkhallen rottete sich die Arbeiterklasse zusammen, bei Bier und Schnaps wurde volksschädigendes Gedankengut verbreitet. Kurz nach der Machtergreifung ließen die Nazis die Wasserhäuschen schleifen – bis auf die Jöst-Häuschen. Der Odenwälder Trinkhallen-Tycoon, von Haus aus Sozialdemokrat, war rasch in die NSDAP eingetreten, deshalb blieb er unbehelligt.

Die Nazis gingen unter, der Krieg ging vorbei – aber der Kampf um die Wasserhäuschen blieb den Frankfurtern erhalten. „Das Ordnungsamt", weiß Meister Gloss, „hatte die Trinkhallen schon immer härter am Wickel als so manches dubiose China-Restaurant. Die Wasserhäuschen standen von Anfang an in Konkurrenz zu den traditionellen Wirtschaften. Hier war das Bier schon immer unschlagbar günstig – da konnten normale Kneipen und Restaurants nicht mithalten."

Als in den 70er Jahren in Frankfurt die Glitzerfassaden hochgezogen wurden, wuchs der Druck auf die Wasserhäuschen, die plötzlich als Schandbuden betrachtet wurden. Dieser Lärm! Dieses ungezügelte Benehmen! Dieser Gestank! 1973 verpflichtete der hessische Wirtschaftsminister Heinz-Herbert Karry die Pächter zum Aufstellen von Toiletten. Wenig später regierte Walter Wallmann in Frankfurt, eine goldene Zeit, wie das Bürgertum noch heute schwärmt. Das Museumsufer! Der restaurierte Römerberg! Da störten die Vorstadtbuden mit ihrer Dauer-Demonstration für Trunklust und untüchtige Lebensart. Das Liegenschaftsamt verkündete, die Wasserhäuschen passten einfach „nicht mehr ins Stadtbild"; sie galten als imageschädigend. Das Ordnungsamt offenbarte: „Es gibt die Tendenz, sie abzubauen. Neue Trinkhallen werden nicht mehr genehmigt."

Damals ließen sich Frankfurter Zeitungen auch nicht lang bit-

> **Plötzlich passten die Wasserhäuschen nicht mehr ins Stadtbild. Angeblich.**

ten zu ihren Attacken gegen die Kioske. Die Frankfurter Rundschau beklagt „Saufgelage unter freiem Himmel" (1976) und „randalierende Zecher" (1982), die Frankfurter Neue Presse beobachtet, dass Bürger die Straßenseite wechselten, „wenn sie in die Nähe des Alkoholausschanks kommen". Lediglich die F.A.Z. behandelt die „Oasen in der Großstadtwüste" schon in den 70er Jahren zwar befremdet, aber mit einem wohlwollenden Unterton, die Reportage klingt allerdings wie ein Safari-Bericht aus einem fernen Land: „Bierflaschenbewehrt, aber meist dennoch durchaus gutmütig, lehnt ein Teil der Stammkundschaft am Brett. Hände mit schmutzigen Fingernägeln umfassen das braune kühle Glas, denn kein Maurer, der durstig ist, legt vor dem Gang zum Büdchen Wert auf die Restauration seines Äußeren..."

Als Wallmann 1986 in die Landespolitik wechselte, gab es in Frankfurt noch 600 Wasserhäuschen. Doch obwohl die Frankfurter den Wasserhäuschen jetzt plötzlich wieder ihre Existenzberechtigung ließen, ging es weiter bergab. Was Wallmann nicht geschafft hatte, leistete das Ladenschlussgesetz: 1996 durften Supermärkte in einem ersten Lockerungsschritt bis 20 Uhr öffnen. Der Kiosk verlor seine Funktion als abendliches Einkaufsziel. In den 90er Jahren halbierte sich die Zahl der Wasserhäuschen. Heute sind es noch rund 250.

Auf der Eschweger Straße fährt gerade ein Krankentransporter mit jaulenden Sirenen vorbei. Die Kundschaft am Snack FM kümmert es nicht. G stochert weiterhin in den Wunden des Selbstverständnisses: „Ihr beklagt, dass die Wasserhäuschen so ein schlechtes Image haben. Wieso werdet ihr das nicht los? Kann es nicht sein, dass es einfach stimmt – dass diese Ausgabestellen für Alkohol halt mehrheitlich Außenseiter der Gesellschaft anziehen, Alkoholiker, Verlierer der Leistungsgesellschaft?"

Skolik: „Das stimmt so definitiv nicht. Ich bestehe darauf: Wir sind ja keine Trinkhalle, wir nennen uns auch nicht so. Selbstverständlich gibt es auch andere. Es gibt Betreiber, die verkaufen einfach nur, die kümmern sich nicht drum, was rund um ihr Haus passiert."

Gloss: „Es gibt auch welche, da sind die Pächter ihre besten Kunden. Natürlich sehe auch ich die Problematik. Es fällt schwer, geeignete Pächter zu finden, die einen familientauglichen Kiosk betreiben können. Ich glorifiziere die Wasserhäuschen nicht. Aber was passiert mit diesen kleinen Plätzen, wenn die Häuschen weg sind? Sie sind doch ein belebendes Element dieser Stadt, ohne sie wird es leer und öde."

Der unermüdliche Herr Skolik wieselt fort und wieder herbei, die Augen scheint er überall zu haben. Aus dem Häuschen quäkt eine Blues-Gitarre, die Kunden scheinen es hinzunehmen. Die Sonne brennt und bremst die Lust auf Alkohol, jedenfalls bei D und G. Jever Fun bestellen sie, dazu eine Rindswurst. „Kommt", sagt Skolik. „Das Bier hole ich", sagt D, vielleicht vom Diensteifer der übrigen Gäste infiziert. Gloss schwimmt jetzt wieder auf einer Welle der eigenen Begeisterung. „Positive Kindheitserinnerungen", sagt er, verknüpfe er mit dem Wasserhäuschen. Sammelbilder gab es immer schon, Lakritze, Fruchtgummis, „die gemischte Tüte muss überall sein." Und Comics! „Ich habe mit Fix & Foxi die Welt kennengelernt, das war die Grundlage meiner

Bildung. Von da bin ich dann gleich zur Frankfurter Neuen Presse..." Sagt es und grinst. D hievt etwas ungelenk die klirrenden Flaschen auf den Tisch; am Kiosk ist Selbstbedienung. Ein Gast tritt hinzu, erkennbar belustigt, und belehrt die Neukunden: „Da seid ihr aber reingefallen. Jever Fun hat gar keinen Alkohol. Und ihr habt gedacht, da geht richtig die Post ab..."

Gloss bleibt seiner Mission treu und kämpft für die Ehrenrettung einer imagegeschädigten Institution. „Im gesamten Magistrat", klagt er, „gibt es niemanden, der sich dafür einsetzt." Im Denkmalamt und im Historischen Museum werde ihr Wert noch geschätzt – aber wo Wirtschaft und Politik sich verbünden, da werde gern ein Zerrbild gezeichnet. „Zum Beispiel über die Trinkhalle am Solmspark in Rödelheim", sagt er; eine Initiative wolle den „Schandfleck" weggewischt sehen. Gloss: „Natürlich sind da auch arme Schlucker – aber auch Familien auf Fahrrädern, Dachdecker, Angestellte! Mancher unmäßige Trinker ist am Büdchen vor Schlimmerem bewahrt worden." D und G schauen sich an, so hat man das Wasserhäuschen ja auch noch nicht gesehen – gewissermaßen als Vorstufe zum Entzug. „Und wo bitteschön", setzt Gloss nach, „sollen die Ausgegrenzten denn noch hin? Sollen sie daheim mit ihrer Fernbedienung verschimmeln?"

D und G fühlen sich wohl, obgleich auch über schädliche Folgen des Bierkonsums geplaudert wird. Hefeallergie, Hopfenallergie, Histaminunverträglichkeit. „Wo sitzt denn das Histamin", fragt D, „eher oben oder eher unten in der Flasche?" Auch alkoholfreie Getränke fördern offenkundig die Fähigkeit zu irrlichternden Bemerkungen – zumal an einem solche Ort.

Das Snack FM ist unbezweifelbar eine Perle der Wasserhäuschenkultur. Das knallige Schwarz-Rot auf weißem Grund macht deutlich, welchem Fußball-Club der Pächter sich verschrieben hat. Bei Heimspielen der Eintracht steht Skolik in der Fan-Kurve – ansonsten ist er meistens an Deck, von morgens sechs bis abends um zehn, auch an Sonn- und Feiertagen ist geöffnet.

Skolik hat für seine Trinkbude sogar ein eigenes Logo entwickeln lassen, das selbstbewusst bis an die Grenze des Hochmuts an einer Wand prangt: Die Frankfurter Skyline mit einer wolkenkratzergroßen Flasche mittendrin. Wer könnte diese Botschaft missverstehen?

„Hier müsste man mal einen ganzen Tag lang eine teilnehmende Beobachtung machen", sinniert D. Obwohl: Nach einer Weile nimmt man die übrige Kundschaft, die man zu Anfang noch als leicht befremdlich empfand, gar nicht mehr wahr. Die Würfel klacken auf den Biertisch, die Knobelrunde ist sich selbst genug – genau wie die übrigen Gäste, die ohne übertriebene Hast ihre Bierflaschen leeren. „Binding Römer Pils läuft am besten", berichtet Skolik, „danach, bei den Jüngeren, Red Bull." In der Musikanlage jaulen weiterhin die Gitarren um Aufmerksamkeit, vergeblich. „Das ist eine große Bühne für jedermann", analysiert Gloss.

Ganz allmählich werden auch D und G von der verführerisch-lässigen Stimmung aufgesaugt. Ein Neuankömmling (kurze Hose, längeres Haar) tritt herbei und deutet auf die Wurst. „Die esse ich nicht mehr", sagt er, „da ist die Pelle immer härter und dicker geworden!" Vielleicht hat der Biss auch nachgelassen, flüstert einer, als der Herr zur Seite getreten ist, vom Nebentisch aber weiter seine Beobachtungen preisgibt: „Warum können die nicht mal eine Wurst im zarten Saitling anbieten", fragt er, merkt kurz an, dass er „die Tochter des Hauses" mal „um ein Haar" geheiratet habe, sorgt sich um den Wurstpellenmarkt („wahrscheinlich wird denen aus China nicht mehr genug angeboten") und hat auch gleich einen Lösungsvorschlag: „Sollen sie doch die Rindswurst anfertigen wie die echte Berliner Currywurst, die eckige: ohne Darm. Ein Gedicht! Und sowas von zart!"

🙶🙶 Ein Prosit auf Karl Hutter aus Wallmerod! 🙸🙸

Die Herren sind zwischenzeitlich von dem Abstinenzler-Bier abgekommen. Mit einem Plopp fliegt der Porzellanpfropfen aus dem

Hals der Büble-Flasche. Das Glas klirrt, von der Liegestuhlfraktion gibt es aufmunternde Blicke. Die Bügelflasche ist vor allem bei Nostalgikern beliebt; der Comic-Held Werner, der sich seinen „Bölkstoff" ausschließlich aus der Plopp-Flasche eintrichterte, hat mit dazu beigetragen, dem Verschluss aus Porzellankopf und Gummidichtung wieder Geltung zu verschaffen. Trinken wir auf Karl Hutter aus Wallmerod! Der Westerwälder, 1851 geboren und mit 16 nach Amerika ausgewandert, hat seinen viel zu wenig gewürdigten Beitrag für die Bierkultur geleistet, als er dem Bügelverschluss-Erfinder Charles de Quillfeldt das Patent abkaufte und vermarktete. Das hat den Junggesellen reich gemacht. Wir lernen daraus: Am Bier können viele verdienen, auch die Zulieferer.

Das Büble mundet den Herren, „das schmeckt schon eher wie Bier", urteilt D. „Vor allem zur Rindwurst der richtige Aufguss", befindet Herr Gloss. Mitten hinein in den Moment satter Zufriedenheit platzt der Pächter: „Jetzt weiß ich, was ich vergessen habe", sagt er. „Quiche Lorraine. Von meiner Schwiegermama, selbst gemacht." - „Zu spät", sagt G.

Gloss berichtet, dass er mit seinen Wasserhäuschenfotos auch Ausstellungen in Seniorenheimen bestückt, „großer Erfolg! Die alten Leute haben so viel zu erzählen über ihre Erlebnisse an Trinkhallen." G will endlich mal wissen: „Wie bist du eigentlich auf dieses Thema gekommen?"
    Gloss: „Ganz einfach. 1991 habe ich den Auftrag erhalten, Frankfurter Wasserhäuschen für eine Postkarte zu fotografieren." Er zieht die Postkarte aus einer Mappe, mit Bildern kleiner als Briefmarken. „Da braucht man eine Lupe, um irgendwas zu erkennen", amüsiert er sich. Aber der Besuch der kleinen Kultstätten hat ihn entzündet. Dann wurde aus der Fotosammlung eine Ausstellung, die durch die Stadtteile tingelte. Inzwischen betreibt er zusammen mit zwei Freunden eine Webseite (www.wasserhäuschen.eu), hat ein Memory-Spiel mit Wasserhäuschenmotiven herausgebracht und ein Kartenspiel – nach dem Vorbild des guten alten Auto-Quartetts –, mit dem man spielend

die Trinkhallenkultur kennenlernen kann. Gloss bringt Einheimischen und Besuchern die Wasserhäuschen auf ausgedehnten Führungen nahe – und er ist nicht allein. Die Initiative „Linie 11" kämpft für den Erhalt der Buden, der erste Kampfruf des Trinkhallen-Clubs: „Nein Tanke! Ich hol mein Bier am Büdchen!"

Gloss demonstriert, dass er seine Führungen auch auf Englisch abhalten kann, „no problem!" Die Frankfurter Rundschau lässt ihre Leserschaft, die offenbar eine besondere Nähe zu den Wasserhäuschen verspürt, regelmäßig die Trinkbude des Jahres wählen. Im Internet findet sich ein Bild, auf dem der leibhaftige FR-Chefredakteur und der Brauerei-Chef unserem Herrn Skolik eine Ehrenurkunde in die Hand drücken.

Die Wasserhäuschenszenerie, lernen D und G, ist so vielfältig wie die Stadt selbst. Zu den Vorzeige-Hütten zählen zum Beispiel der „Durstlöscher" in der Eschenheimer Anlage, wo einmal die Woche sogar Rommee-Runden tagen. Das „Fein" in den Wallanlagen, dass die Abkehr von der Abfüllstation wohl am deutlichsten vollzogen hat. „Eine Mädchenzone", schreibt die F.A.Z, und notierte, wie die Pächterin den Binding-Pullen sogar kleine Strickmützen überzog; in der Hütte und draußen davor hängen Kronleuchter, es gibt Sessel und Tischdecken. Das „Gudes" am Matthias-Beltz-Platz, das schnell zu einer Kultstätte des Nordends avanciert ist, laut Frankfurter Rundschau ein „Open-Air-Wohnzimmer" für die gesamte Nachbarschaft. Und natürlich, freilich ganz anders, das „Orange Beach", der leicht verratzte wundervolle Trinkstrand am Main, vor Jahresfrist von Brandstiftern eingeäschert und flugs wieder aufgerichtet, als Treffpunkt für Großstadtvolk jeden Alters.

Die Sonne scheint weiterhin hartnäckig herab. Wasserhäuschen, das wird gerade in dieser vom Sommer geküssten Wohlfühlzone deutlich, sind Schönwetterveranstaltungen. „Im Winter", sagt Skolik, „halten uns nur die Stammgäste am Leben." Man muss schon hartgesotten sein, um sich die Kälte einfach wegzutrinken. Oder den Regen.

Wie verteilt sich die Kundschaft eigentlich über den Tag, will G wissen: „Morgens die Schulkinder, davor schon die Frühaufsteher, die ihren ersten Ruhigsteller brauchen. Und wie geht's dann weiter?" – „Ach", sagt Skolik, „viele sammeln sich tatsächlich und bleiben einfach." An manchen Tagen hat er sich schon den „Customer of the Day" ausgeguckt, die besonders ausdauernden haben es auf dreizehneinhalb Stunden gebracht, „von sieben am Morgen bis halb neun am Abend." D und G blicken einander an. Ja, hier kann man's schon aushalten – aber so lange?

„Wird hier eigentlich auch mehr geraucht als woanders?" fragt D, die gut gefüllten Aschenbecher sowie die aufwärts steigenden Rauchschwaden im Blick. Gloss kann jetzt ausnahmsweise nicht aus einer Erhebung zitieren, will sich aber dem Eindruck anschließen: „Ich bin selbst Nichtraucher", sagt er, „aber hier wird schon viel gequarzt. Vielleicht, weil das Wasserhäuschen auch den letzten Freiraum für Nikotiniker bietet. Überall sonst werden sie ja kriminalisiert, diffamiert und auf Bürgersteige verbannt." Gloss lässt wirklich kein Thema aus, um das Wasserhäuschen zur Gnadenstätte der letzten Aufrechten zu erheben.

 Wenn erst die Banker aus London kommen!

Das Hintergrundgeräusch der pausenlos plappernden Gäste, des Glaslirrens, der an- und abfahrenden Busse liegt wie eine einlullende Wolke über der Szenerie. Der Wurstexperte mit den längeren Haaren springt zwischendurch auf und eilt über die Straße. Bald wird er der gesamten Gästeschar auf einer Platte Cevapcici aus einem nahe gelegenen Restaurant spendieren. D und G sind längst überzeugt, dass das Wasserhäuschen eine schützenswerte Institution ist. Ist es nicht untrennbar mit dieser Stadt verbunden, die immerzu auf der Suche ist nach Unverwechselbarkeit und Ursprünglichkeit? „Wieso", fragt G, „haben die Banker aus den angelsächsischen Ländern diese Hütten eigentlich noch nicht entdeckt?" D nickt: „Bei denen ist doch diese After-Work-Trinkerei viel stärker verbreitet als bei uns."

Der wunderbare Herr Gloss wirkt plötzlich wie elektrisiert; euphorisch ist er ja oft. Was für Möglichkeiten! Das Wasserhäuschen nicht nur als Identifikationsort der Alt-Frankfurter, sondern als Kultstätte für Banker und andere, die das Außergewöhnliche lieben. Und dann ist der nächste Schritt ganz schnell getan: Das Wasserhäuschen als touristische Attraktion – nicht nur Museumsufer, Hochhäuser, Römerberg, Flughafen. „Und wenn nach dem Brexit noch ein paar tausend Banker dazu kommen, kann es richtig voll werden an unseren Wasserhäuschen", prophezeit D. Gloss spricht vor Begeisterung plötzlich wieder englisch, gleich drauf gibt er Reimwerke im glasklaren hessischen Idiom zum Besten. Da kann natürlich der Hans W. Wolff nicht fehlen, „der Dichter vom Dornbusch", wie ihn die Frankfurter Neue Presse nennt. Seine Lobpreisung der Trinkbuden:

Unser Wasserhäusje
Brauch unseraans emal e Päusje,
dann machter schnell zum Wasserhäusje.
Die wo dort schdehn sin eim net fremd,
weil man dort oft zusammekemmt.

Was uns vereint, des is bekannt:
Es ist de Dorscht, der Kehle Brand.
Dehamm ist eim des Bier verwehrt?
Hier net. Hier tankt mer ungeschdeert.

Mer kann derweil mit annern schwetze,
kann schenne, meckern, protze, hetze
uff Leut, die wo eim gaa net basse,
und ondlisch maa die Sau rauslasse.

Es geht halt nix iwwer e Päusje
An unserm klaane Wasserhäusje!

„Hier ist es voller als in mancher Kneipe", bemerkt G. In einem Liegestuhl lacht ein Mann. Sein Lachen geht in ein ungesund klingendes Husten über. An einem Beistelltisch geht ein rätselhaftes Wettspiel in seine entscheidende Phase. „Alles auf die Nummer 6", skandieren einige Gäste, immer wieder: „Alles auf die Nummer 6." Dann ein Moment der Stille. „Nummer 1", sagt einer. Es klingt resigniert. Die Würfelrunde gibt immer noch nicht auf. Ein jüngerer Kerl klopft auffordernd mit einem Fläschchen Schnaps auf den Tisch, aber er findet keine Mittrinker. Ein gut gelaunter junger Mann im T-Shirt, auch er ein Gast, räumt zwischendurch das Leergut beiseite. „Der bleibt bis zum Schluss", sagt Skolik, „dann räumt er mit auf." „Das hier", resümiert Hubert M. Gloss, „ist ein Stück Heimat, ein Ort für Glücksgefühle. Und für Nestwärme!" Ja. Mehr muss man nicht wissen.

DIE PERSONEN

Hubert M. Gloss ist natürlich Frankfurter, Jahrgang 1957, ein äußerst umtriebiger Fotograf, Journalist und Stadtführer, auch als Stadtteilhistoriker für die Polytechnische Gesellschaft im Einsatz. 1991 erhielt er den Auftrag, Frankfurter Wasserhäuschen zu fotografieren. Aus dem Postkartenprojekt wurde eine Wanderausstellung – und eine Leidenschaft. Seine Wasserhäuschentouren, Führungen zu den besten Kioskadressen der Stadt, sind legendär, ebenso die mit zwei Freunden betriebene Webseite Wasserhäuschen.eu, auf der es übrigens für Enthusiasten einen besonderen Leckerbissen gibt: ein Wasserhäuschen-Kartenspiel, die Alternative zum guten alten Auto-Quartett.

Pierre Skolik hat sich als Betreiber eines Wasserhäuschens einen Lebenstraum erfüllt. Vieles hat er nach seinem Abitur an der Wöhlerschule und dem Diplom als Betriebswirt (Schwerpunkt Marketing) ausprobiert, war schon im Studium, aber auch danach in unterschiedlichen gastronomischen Betrieben tätig, mal als Kellner, mal als Manager und hat auch, mit reichlich Erfolg, als Makler für Gewerbeimmobilien gearbeitet. Seine Seele aber hat der Eintracht-Fan in seinem Büdchen gefunden: Snack FM in Seckbach.

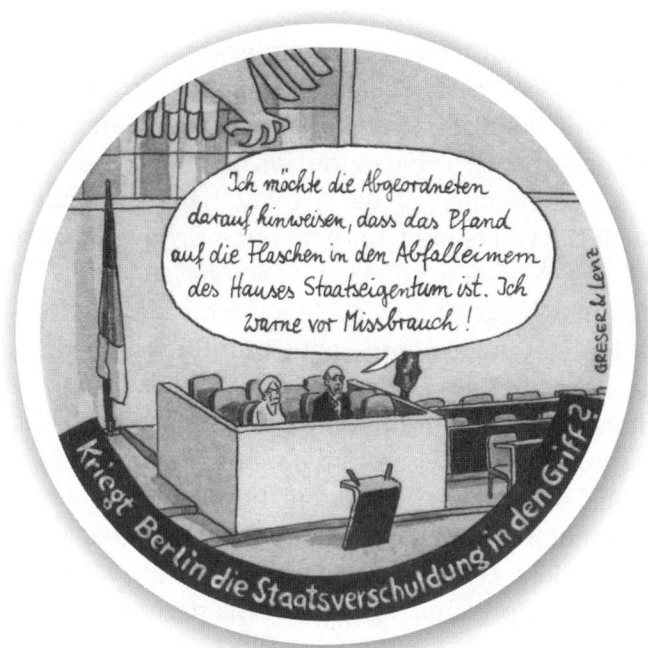

Als der Chinese Wein trank und die Loreley sah

Ein Ex-Minister weiß, was Staatsgäste suchen. Und wie viel Wein man braucht, um gute Politik zu machen. Ein Gespräch mit Rainer Brüderle in der Laubenheimer Höhe in Mainz.

> „Wer überhaupt nichts trinkt,
> der macht sich verdächtig."
> *Rainer Brüderle*

Wer Rainer Brüderle für einen Provinzler hält, ganz bei sich nur zwischen Mainz und Mosel, kennt seinen Traum vom Frühstück nicht: „Englischer Black Pudding mit Stachelbeeren, ein Gedicht!" Das kann nur jemandem schmecken, der in der Welt herumgekommen ist und den es auch vor sonst nichts graut. „Black Pudding ist nicht süß, sondern Blutwurst oder Blunze, aber ohne Grieben", erläutert er erbarmungslos.

Ort des Geschehens ist das Hofgut Laubenheimer Höhe in Mainz, eine Gastwirtschaft so recht nach Brüderles Geschmack. Natürlich kennt er den Besitzer, nebenan feiert der Seniorchef den Fünfundsiebzigsten. Brüderle kann mit den Leuten, besonders mit Mittelständlern und Familienunternehmern. Zur Großindustrie ist er eher auf Distanz: „Mein Vater war ein kleiner Einzelhändler. Ich bin nicht in die Politik gegangen, um Büttel der Konzerne zu werden", wird er im Lauf des Gespräches sagen.

Wäre die Terrasse des Hofguts nicht nach Osten ausgerichtet, der Blick ginge bis nach England, zugleich ist alles von zeitloser Bodenständigkeit. Gleich neben dem Biergarten wachsen Reben. Von genau diesem Weinberg bestellt Brüderle eine Flasche, auf den Tisch kommt ein anständiger Riesling des Weinguts Kühling-Gillot, denn das Hofgut keltert nicht selbst.

Und zu essen? G, der es an Weltläufigkeit mit Brüderle aufnehmen kann, ordert Austern. „Nehmese zwölf, sonst werden Sie nicht satt", rät der Bundeswirtschaftsminister a. D. Er selbst und D nehmen den Vesperteller: „Verschiedene Schinken- und Wurstsorten, Spundekäs, Essiggurken, gekochte Eier, Fleischpflanzerl, Senf und Meerrettich, dazu herzhaftes Brot und ein Hofgut-Schnaps. € 14,50". Nach kurzer parlamentarischer Beratung trägt Brüderle dem Kellner auf: „Bitte lassen Sie den Schnaps weg und bringen Sie uns stattdessen etwas mehr Spundekäs." Und nach kurzer Pause: „Oder Blutwurst."

Weinbauminister war Brüderle in seiner langen politischen Karriere auch – nicht der erste in Rheinland-Pfalz, da gab es gleich nach dem Krieg den legendären Oskar Stübinger, Minister für Landwirtschaft, Weinbau und Forsten von 1949 bis 1968. Brüderle begann seine politische Karriere 1981 als Wirtschaftsdezernent des fast bis nach England bekannten Mainzer Oberbürgermeisters Jockel Fuchs (SPD), den sie auch deshalb den „rosaroten

Panther" nannten, weil er stets sprungbereit war, wenn das schwache Geschlecht in Reichweite kam. D, der in Mainz studiert hat, erinnert sich an eine Begegnung mit Fuchs in einem Café. Der Blick des Oberbürgermeisters ruhte wohlgefällig auf einer Studentin, bald ruhte seine Hand auf ihrem Knie. Als Fuchs D's Erstaunen bemerkte, sagte er versonnen lächelnd: „Jaja, Bürjer unter Bürjern".

1987 wurde Brüderle rheinland-pfälzischer Wirtschaftsminister im Kabinett Bernhard Vogel (CDU). Nach dem Absturz der CDU in der Landtagswahl 1991 ging die FDP unter Brüderles Führung eine Koalition mit der SPD ein. Im Kabinett Rudolf Scharping blieb Brüderle Wirtschaftsminister, 1994 übernahm er nach dem Wechsel von Scharping zu Kurt Beck zusätzlich die Zuständigkeit für Landwirtschaft und Weinbau.

Von einem Verkehrsminister verlangt niemand, dass er Bauingenieur ist, und ein Kulturstaatssekretär muss nicht unbedingt Konzertpianist sein, aber wäre ein Abstinenzler als Weinbauminister denkbar? „Schwierig", sagt Brüderle und erläutert, wie er überhaupt zu diesem Ressort kam. Beck hatte dem Wunsch der FDP entsprochen, die Landesregierung zu verkleinern, Landwirtschaft und Weinbau sollten anderen Ministerien zugeschlagen werden.

> **Der Weinbau sollte nicht der Polizei in die Hände fallen.**

Den Weinbau dem Innenminister zu geben, wie Beck es vorschwebt, hält Brüderle für keine gute Idee: „Dann hätte die Polizei die Aufsicht über den Weinbau bekommen." Am Ende landen Landwirtschaft und Weinbau bei Brüderle. „Dafür brachte ich eigentlich kein in die Tiefe gehendes Fachwissen mit. Aber eine Leidenschaft für gutes Essen und ein schönes Glas Wein kann bei diesem Job nicht schaden." Im Jahr 1996 organisiert er ein Treffen mit 1.368 amtierenden und ehemaligen Weinköniginnen aus den sechs rheinland-pfälzischen Anbaugebieten und schafft es damit in das Guinness-Buch der Rekorde. Als er 1998 in den

Bundestag wechselt, hat er sich die Zuneigung der Bauern und der Winzer erworben. Warum? „Weil ich kein Ideologe bin. Ich wollte die nie belehren, wie man die Welt verbessert."

Zu seiner Beliebtheit dürfte auch beigetragen haben, dass er, untypisch für einen Liberalen, die Subventionen für Winzer mit Steillagen beträchtlich erhöhte. „An der Mosel gibt es Lagen mit bis zu 86 Prozent Neigung. Also viel Handarbeit gegen maschinelle Unterstützung in flacheren Lagen. Wenn Sie da nicht Wettbewerbsnachteile reduzieren und ein bisschen helfen, können Sie es vergessen. Damit habe ich auch den seinerzeit für Weinbau zuständigen EU-Kommissar überzeugt, es war das einzige Förderprogramm dieser Art, das die EU je genehmigt hat."

Aber wie ist es nun in der Politik, wird in Kabinettssitzungen oder in Koalitionsrunden häufig einer gezwitschert? „Häufig nicht. Aber es kommt schon mal vor. Mit Kurt Beck, der in der Pfalz aufgewachsen ist, konnte sich das ergeben. Scharping war etwas zurückhaltender. Bernhard Vogel", und hier fällt Brüderle in wohliger Erinnerung in den Pfälzer Dialekt, „beim Vogel aach." Zu Beginn von dessen Amtszeit sei während der Kabinettssitzungen sogar Schnaps gereicht worden, mit Blick auf „Effektivität und Dauer der Beratungen" habe man aber bald davon abgesehen. Kabinettssitzungen dürfe man sich allerdings ohnehin nicht als Dauerpalaver vorstellen, eine Ministerrunde sei eher ein Notariat. Alles Wichtige wird vorher beschlussreif beraten.

Wie häufig werden Beschlüsse an der Theke vorbereitet? „Eher mit der eigenen Fraktion als mit dem jeweiligen Koalitionspartner. Auch eher in Bonn als in Berlin", erinnert sich Brüderle, aber überhaupt sei alles eine Frage von Maß und Mitte: „Ich will ja was erreichen. Und das geht nur mit klarem Kopf." Aber ist es nicht so, dass im Hohen Haus etliche den Becher bis zur Neige leeren? „Der Bundestag ist eine unglaubliche Alkoholikerversammlung, die teilweise ganz ordinär nach Schnaps stinkt", fand Joschka Fischer 1983. Und Wolfgang Kubicki begründete seinen Entschluss, lieber in der Provinz zu bleiben, mit der Sorge: „In Berlin würde ich zum Trinker werden."

Brüderle lässt sich nicht aus der Reserve locken: „Man sieht nicht, ob jemand ein Glas getrunken hat, wenn er ans Rednerpult tritt. Es gibt Abgeordnete, die nach einem Viertel Wein präziser formulieren als einer, der vorher einen Liter Apfelsaft getrunken hat." Und er selbst? „Wenn ich im Bundestag redete, habe ich im Normalfall vorher keinen Wein getrunken. Anders war es zu Wahlkampfzeiten mit vier oder fünf Auftritten an einem Tag. Weil ich abends keinen Kaffee vertrage, habe ich mich mit einem Glas Wein aufgemuntert, was nie zu Exzessen, aber ab und an zu pointierten Formulierungen führte." Die Landwirtschaftsministerin Renate Künast von den Grünen nannte er einmal die „Jeanne d'Arc der frei laufenden Hennen."

Alles Sprüche also über die angebliche Trinkhalle Bundestag? So reden sie halt daher, der Fischer, der Kubicki? Brüderle sagt: „Na ja, manche Abgeordnete erleben in Berlin schon triste Abende, nicht jeder hat immer prickelnde Diskussionsrunden. Da soll es vorkommen, dass der eine oder andere – nicht nur in der Politik – ein Glas mehr trinkt als ihm guttut." – „Kann vorkommen oder kommt vor?" – „Kommt vor. Politik ist wie das normale Leben auch."

Hatte Helmut Kohl beim Trinken die Wasserverdrängung, die er als Figur besaß? Er habe Kohl nie in einem Kabinett erlebt, wohl aber in Koalitionsrunden, erinnert sich Brüderle. Kohl habe gewusst, dass sich manches Gespräch „bei einem Rippchen und einem Glas Wein" besser füge. Setzte der Kanzler der Einheit das Trinken auch als Machtdemonstration ein – mal sehen, wer als Erster unter dem Tisch liegt? Brüderle findet: „Vor Asketen in der Politik sollte man sich hüten. Die haben wenig Freude am Leben und an anderen Menschen. Und die braucht es in der Politik." Und Edmund Stoiber, ließ er sich wirklich Tee in den Bierseidel füllen? „Ich war nicht dabei, aber vorstellen könnte ich es mir." Gerhard Schröder, ein Pilstrinker? „Der trinkt gerne teure italienische Rotweine, aber ob er etwas davon versteht, weiß ich nicht." Und zum Kellner: „Hätten Sie bitte noch etwas Blutwurst?"

Schneller und vertratschter sei der ganze politische Betrieb geworden, klagt Brüderle. „Ich saß nach Koalitionsrunden noch nicht im Auto, da lief schon über Ticker und Twitter, was wir gerade vertraulich besprochen hatten. Gut ist das nicht." Gewinnt da das diskrete Gespräch am Tresen vielleicht sogar wieder an Bedeutung? „Glaube ich nicht, weil Wissen als Mittel im Machtkampf eingesetzt wird, nicht nur in der Politik. An dem Wochenende, als Merkel, Seehofer und Westerwelle beschlossen, aus der Kernkraft schneller auszusteigen, hatte ich am nächsten Morgen ein Kamingespräch beim Bundesverband der Deutschen Industrie. Vielleicht zwanzig Teilnehmer, alles streng vertraulich. Ich sagte sinngemäß, jetzt schauen wir mal, ob der Ausstieg wirklich machbar ist. Zwölf Tage später brachte die Süddeutsche auf ihrer Titelseite: Brüderle hat gesagt, der Atomausstieg werde nur wegen der Landtagswahlen verkündet und hinterher wieder kassiert. Das war zwar nicht wahr, aber das Ziel war erreicht: Es hat dazu beigetragen, dass die FDP in Rheinland-Pfalz aus dem Landtag flog und in Baden-Württemberg mit Ach und Krach drinblieb. Das sagt mir, dass man nicht einmal in solch einem Kreis vertraulich reden kann, das gilt leider auch für viele Journalisten. Es verlottert mehr und mehr."

Dass die letzten Jahre Brüderle, den Lebensfrohen, misstrauisch gemacht haben, ist nicht zu überhören. Die Geschichte im Stern spricht er von sich aus an. Schon klar, hinterher hätten viele gefunden, ihm sei Unrecht getan worden, aber dass der FDP bei der Bundestagswahl 2013 rund 80.000 Stimmen fehlten, habe – „abgesehen davon, dass wir auch viel Mist gebaut haben" – auch mit jenen Sexismus-Vorwürfen zu tun gehabt. Er lässt sich seine Überzeugung nicht ausreden, dass die ganze Geschichte von langer Hand vorbereitet gewesen sei. Von wem denn, die damalige Stern-Chefredaktion sei eher unpolitisch gewesen, gibt G in Kenntnis der Akteure zu bedenken und nennt den seinerzeitigen Stern-Chefredakteur Thomas Osterkorn ein „Reportergemüt, keinen politischen Kopf". Trotzdem, da lässt Brüderle nicht mit sich reden, die Sache war für ihn gesteuert.

Drei Scheiben Blutwurst weiter (für jeden, auch für G, der natürlich von sechs Austern nicht satt wurde, da hatte Brüderle ganz recht), weitet sich der Blick. Seine erste Dienstreise als Bundeswirtschaftsminister unternahm Brüderle nach China. Wie trinkt der Chinese so? „Die trinken Maotai, einen Hirseschnaps, nach meinem Eindruck schmeckt der muffig. Aufpassen muss man, weil die um den Tisch herumgehen und mit jedem anstoßen." Aber Brüderle weiß, was der Chinese will. Als er Scharping einmal als Gastgeber einer chinesischen Delegation in Mainz vertrat, organisierte er eine Schiffsfahrt auf dem Rhein, denn „der Chinese wollte unbedingt die Loreley sehen. Ich sagte: ‚Herr Premierminister, die können Sie nur sehen, wenn Sie ein Glas Wein trinken'. Ich kürze es ab: Nach'em dritte Schoppe hot er die Loreley g'sehe."

 Ein ‚Original Piece of the Loreley Rock' für Japan.

Überhaupt scheint der Herr Minister mit Gästen allerlei Allotria getrieben zu haben. Nach Japan nahm er „etwas Schotter" mit, in Acryl gegossen, in einem mit Samt ausgeschlagenen Karton und mit einem Zertifikat „Original Piece of the Loreley Rock". Und in der chinesischen Partnerregion heftete er einer Riege Honoratioren Rheinland-Pfalz-Anstecknadeln ans Revers – „wir hatten eine ganze Plastiktüte voll dabei, hat bestimmt zwanzig Mark gekostet" –, als bekämen sie den vaterländischen Verdienstorden verliehen. Und umgekehrt? „Natürlich bekommt man auf Staatsbesuchen Scheußlichkeiten geschenkt, Bilder in ganz merkwürdigen Farben oder zentnerschwere Bildbände. Die einfachste Variante ist, das Zeug im Hotelzimmer zu vergessen. Das geht natürlich nicht, wenn man in Regierungsgästehäusern übernachtet. Aber als Minister dürfen Sie ohnehin nichts behalten, das wird alles versteigert."

Eine Flasche Riesling (zu dritt) weiter, nimmt das Gespräch Kurs dorthin, wo jedes Gespräch unter Männern nach zwei Gläsern Wein hingehört – in den Hafen der Melancholie. Kurzfassung: Viel besser war es früher auch nicht, aber bald geht alles den Bach runter. Brüderle sieht ganze Berufsgruppen im Verschiss: „Ganz unten stehen die Zuhälter, dann kommen die Politiker und dann kommt gleich ihr." Zwischen Bürgern, Politik und Medien fresse sich immer mehr Misstrauen in die Gesellschaft. Das ganze System gerate ins Rutschen und „in die Politik gehen nur noch Leute, die wissen, dass Gehaltsgruppe B9 mehr ist als B3. Und natürlich werden in den Parteien Mehrheiten gemacht, organisiert und bisweilen auch zusammengesoffen, manchmal sogar mit Bier."

Weil diese Gesprächsform allerdings weniger auf Individualbekenntnisse aus ist als auf Einvernehmen, fragt Brüderle: „Oder wie sehen Sie das?" D findet, dass die Abwendung zuerst die Kirchen erfasst habe, dann nacheinander die Politiker und die Unternehmer – und „jetzt sind wir dran". G sagt, es werde alles beliebig, deshalb werde „Leistungsträgern keine Achtung mehr entgegengebracht". Das habe mit der Digitalisierung zu tun, mehr aber damit, „dass Gruppen, die sich früher dafür verantwortlich fühlten, eine Haltung einzunehmen, diese Position geräumt haben". Das geht Brüderle runter wie Black Pudding: „In der Politik gibt es immer weniger Format. Mütterrente und Rente mit 63 – die Politik verhält sich wie Missionare, die Glasperlen in Afrika verteilen. Früher waren wenigstens die Jusos noch links, heute sind die gar nichts mehr. Wir sind teilweise mit uns selbst nicht im Reinen, deshalb können wir die Menschen immer weniger für uns begeistern." Und nicht nur wir: „Frankreich ist in einem beklagenswerten Zustand, Italien hat seit jeher größte Probleme, umso schlimmer, dass die Briten draußen sind, die brachten wenigstens einen Schuss Pragmatismus mit."

Wie gerufen kommt von draußen nicht der Brite, sondern der Kellner. Brüderle, ganz Stratege, hat die Lage im Blick: „Die Blutwurst ist gut, aber ein bisschen knapp. Bringese doch bitte noch zehn Scheiben. Aber keinen Salat dazu."

Wenn schon die Welt schlechter wird, wird wenigstens der Wein besser? Trinken wir heute vielleicht weniger, aber bessere Tropfen? „Eindeutig ja", sagt Brüderle. Die moderne Weinkontrolle sei ein Segen, „Sie können mit der Spektralanalyse schon fast ein falsches Atom im Wein erkennen". Und mit dem Beherrschen der Gärtemperaturen könnten die Winzer auf einer viel breiteren Klaviatur der Aromen spielen. Vorsprung durch Kellereitechnik sei auch dringend nötig, denn, so weiß der Weitgereiste, nach Australien und Südafrika drängten nun auch Mexiko und Brasilien auf den Markt. Zum Glück stießen jüngere Winzer wie der Pfälzer Markus Schneider in neue Sphären vor. Was traut er sich selber bei einer Blindprobe zu? „Ob ein Wein von der Mosel oder aus dem Rheintal kommt, das kann ich in der Regel schon auseinanderhalten." Und er hat noch einen durch Lebenserfahrung gehärteten Rat: „Zum Essen muss man nicht den teuersten Wein trinken, das Essen verfälscht den Geschmack. Aber nach dem Essen, zur Kontemplation, wunderbar."

G formuliert die These, dass ein Glas Wein, vorzugsweise roter, sowohl der Kontemplation als auch einem Gespräch Tiefe verleihe. Kann nur so Großes gelingen? Brüderle: „Damit etwas Brauchbares zustande kommt, braucht es Intelligenz, Persönlichkeit und ein Glas Wein. Das Saufen alleine bringt keine politische Lösung." Als Mann der Anschauung nennt er als Beispiel die Abschaffung der Bezirksregierungen in Rheinland-Pfalz durch die sozialliberale Koalition in den 90er Jahren. „Das war für die SPD und die Gewerkschaften weiß Gott nicht einfach. Es gab heftige Demonstrationen in Mainz, aber Kurt Beck stand und wir haben manche schwierige Situation im vertraulichen und sehr offenen Gespräch gelöst."

Hat der Weinbauminister a. D. einen Lieblingswein? „Zunehmend Grau- und Weißburgunder, im Winter auch gerne einen Spätburgunder." Die Säure mancher Rieslinge mache ihm zu schaffen. G findet, dass Blutwurst dem Riesling den sauren Zahn ziehe, woraufhin Brüderle sich erinnert, dass er bei Dienstfahrten an die Mosel immer Compensan im Ministerauto hatte, „denn wenn du Sodbrennen hast, machst du kein Auge zu". D lobt die Rieslinge der Bischöflichen Weingüter in Trier, was Brüderles Zustimmung findet. „Die trauen sich nicht, was am Wein zu fummeln, weil sie Angst haben, dass der liebe Gott es sieht". Heute trinke er „im Allgemeinen am liebsten einen leichten Wein. Zu Hause können es auch mal an einem Abend zwei oder drei Gläser sein." Zwei oder drei? „Na, gemütlich auf der Terrasse mit meiner Frau ist das doch für einen Pfälzer sehr nachvollziehbar."

Weil es nach Regen aussah – es ist der Sommer 2016 –, war die Runde unterdessen in die Vinothek umgezogen. Brüderle widerspricht der Vermutung, er habe zu Hause gewiss einen stattlichen Weinkeller. „So würde ich das nicht nennen, ich habe zwei Wein-Kühlschränke, die Temperatur und Feuchtigkeit regeln, das ist alles." Wo kauft er Wein? „Meistens beim Winzer. Im Internet habe ich noch nie bestellt." Das Gespräch klingt aus mit Komplimenten an den Wirt für die Blutwurst. Beim Abschied spricht Brüderle ein Thema an, das ihn beschäftigt: „Wir müssen soziale Marktwirtschaft heute anders begreifen, als Walter Eucken und die ordoliberalen Denker es 1946 taten. Aber darüber reden wir ein andermal." Mit Vergnügen.

ZUR PERSON

Rainer Brüderle, 1945 in Berlin geboren, wuchs in Landau in der Pfalz auf. Sein Vater betrieb ein Einzelhandelsgeschäft für Textilien. Das Studium der Volkswirtschaftslehre mit den Nebenfächern Jura, Publizistik und Politik an der Mainzer Johannes-Gutenberg-Universität schloss Brüderle 1971 als Diplom-Volkswirt ab. Es folgte eine Station als wissenschaftlicher Mitarbeiter am Lehrstuhl für Wirtschaftspolitik. In die Politik trat er 1981 als hauptamtlicher Wirtschaftsdezernent der Stadt Mainz ein. 1983 wurde er zum FDP-Landesvorsitzenden in Rheinland-Pfalz gewählt. Von 1987 bis 1998 war er Landeswirtschaftsminister, erst in einer Koalition mit der CDU, dann in einem sozialliberalen Bündnis. Nach seinem Wechsel in den Bundestag im Jahr 1998 wurde er stellvertretender Vorsitzender der FDP-Fraktion, von Mai 2011 bis Oktober 2013 führte er sie als Vorsitzender. Während der schwarz-gelben Koalition im Bund war er von Oktober 2009 bis Mai 2011 Bundesminister für Wirtschaft und Technologie. Nach seinem und der FDP Ausscheiden aus dem Bundestag Ende 2013 nahm Brüderle eine selbstständige Beratertätigkeit in Mainz auf. Im Ehrenamt ist er Vorstandsvorsitzender des Bundes der Steuerzahler in Rheinland-Pfalz.

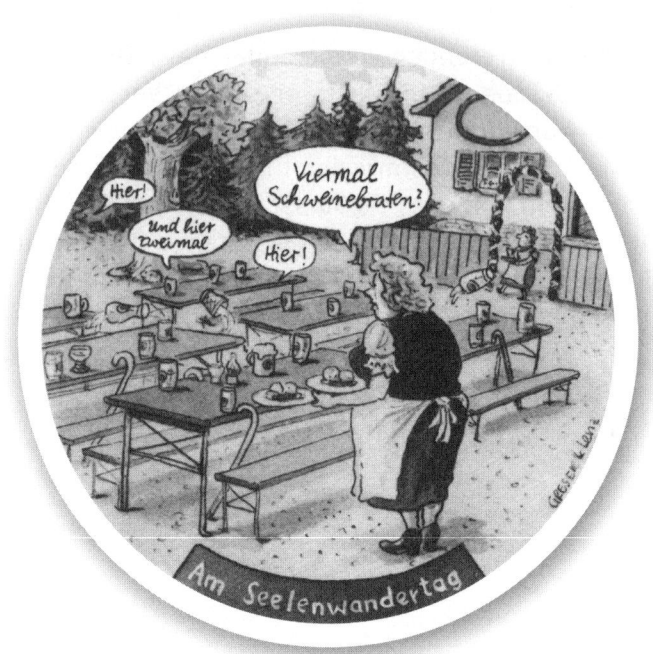

George Clooney
und der Apfelwein

In der „Atschel" in Sachsenhausen lassen wir uns erklären, wieso das Frankfurter Nationalgetränk immer die beste Wahl ist.

Vieles kann der Mensch vertragen.
Auch an Apfelwein und Wurst.
Denn ein Abgrund ist der Magen,
und ein Teufel ist der Durst.
Alter Trinkspruch

Schmeckt Ihnen eigentlich der Apfelwein? Ja, das ist eine Frage, die wirkt in jeder beliebigen Frankfurter Gesellschaft blitzartig wie ein Spaltpilz. Objektive Antworten kann man sehr rasch mit einer äußerst schlichten Testreihe provozieren: Man setze eine zufällig ausgewählte Schar von Touristen – einen Japaner zum Beispiel, einen Amerikaner, einen Brandenburger und einen Brasilianer an einen Holztisch und kredenze ihnen das hessische Nationalgetränk. Das Ergebnis kann man mit seinem Smartphone dokumentieren: Das erwartungsfrohe Lächeln verwandelt sich in eine Grimasse – gerade so, als hätten die Testpersonen in safttriefende Zitronen gebissen. Auf diese kulinarische Begegnung ist nun mal kein Neuling vorbereitet. Johanna Höhl, die erste Apfelwein-Fachfrau der Region, weiß für solche Härtefälle einen Rat: „Nach sieben Gläsern schmeckt er, der Schobbe!"

Wir treffen sie in der Atschel, laut Webseite 1849 gegründet und damit eines der ältesten Apfelweinlokale im Stadtteil Sachsenhausen. Eine schöne traditionelle Schankstube, mit einladendem Tresen; man sitzt auf Holzbänken an langen Tischen. D und G sind mit der bereits zitierten Johanna Höhl verabredet, eine legendäre Person in der Region. „Ich bin das Gesicht des Apfelweins", hat sie in einem Interview gesagt; schön so, unter den Enthusiasten für dieses sonderbare Getränk gibt es auch weniger ansehnliche Vertreter. „Das ist euch aber reichlich spät eingefallen, dass ihr mit mir über den Apfelwein sprechen wollt", sagt Frau Höhl in einer Mischung aus Gutmütigkeit und Spitzzüngigkeit. D und G blicken sekundenlang schuldbewusst auf die Tischplatte. Ja, das Buch soll bald fertig sein – und um den Apfelwein haben sich die Herren säuberlich herumgetrunken. Bis heute.

Das Tonband wird an diesem Abend einer starken Prüfung seiner Leistungsfähigkeit ausgesetzt. Mit am Tisch sitzen zunächst zwei junge Kerle, die sich zum Mineralwasser Schnitzel mit Bratkartoffeln einhelfen. Die beiden sind von der leisen Sorte; der Rest der Gaststätte scheint sich im Brüllton zu unterhalten. Frau Höhl beratschlagt mit D und G zunächst, welches Essen denn passend erscheine. Alle wählen Handkäs, „für mich am besten gleich zwei", sagt Frau Höhl. Das hört die Kellnerin nicht.

G: „Warum fällt einem zum Apfelwein immer als erstes der Handkäs ein?"

Höhl: „Es ist ein Klassiker, ein Frankfurter Kult – wie der Apfelwein ja auch ein Kultgetränk ist. Das passt ja auch geschmacklich wunderbar, ein guter Handkäs ist ja häufig auch mit Apfelessig angemacht. Stellen Sie sich einen Handkäs zum Bier vor – das harmoniert einfach nicht. Oder zum Traubenwein! Geht gar nicht."

„Hört mal", sagt sie dann unversehens und verfällt in einen leicht dozierenden Tonfall, den wir an diesem Abend noch häufiger zu hören bekommen, „der Apfelwein ist das einzige alkoholische Getränk, das man bedenkenlos mit Wasser mischen kann. Durch das Spritzen reduziert man den Alkohol – funktioniert das etwa bei Bier? Oder beim Traubenwein? Wenn's ein guter ist, ist es ein Verbrechen, ein Anschlag auf seinen Geschmack, ihn zu verdünnen. Wenn's ein schlechter ist, wird er durch das Wasser auch nicht gerettet. Nein, das Spritzen funktioniert nur beim Apfelwein. Und deshalb eignet er sich in besonderer Weise als Begleitung zu kräftiger, fettiger Speise. Zu Haspel. Zu Sauerkraut. Weil's der beste Durstlöscher ist."

Ist es nicht niedlich, denken die Herren, wie konsequent Frau Höhl vom Traubenwein spricht und dadurch den Apfelwein, den man ja eher als Allerweltsgetränk zu betrachten geneigt ist, in die gleichen Sphären hievt? Aber sie war noch nicht fertig mit ihren Ausführungen: „Durch das Spritzen", sagt sie, „wird nicht nur der Alkoholgehalt reduziert – wenn man ihn so trinkt wie ich heute Abend, tief gespritzt, auf vielleicht zwei Prozentvolumen – sondern auch die Kalorien. Deshalb kann man den Apfelwein auch unbedenklich zu sich nehmen, wenn man eine Diät macht und auf Alkohol nicht verzichten möchte. Man kann Wasser hinzugeben – und er schmeckt immer noch. Das liegt daran, dass er durchgegoren ist, vollkommen zuckerfrei. Der Traubenwein hat ja immer Restsüße. Der Apfelwein nicht."

D: „Viele sagen, das sei ja genau das Problem des Apfelweins – das ihm diese Restsüße ausgetrieben wurde. Er schmeckt krotzig, sauer."

Höhl: „Viele Keltereien gehen ja aus diesem Grund dazu über, ihn zu versetzen. Um ihn gefälliger zu machen."

> **Das Tal der großen Krise haben wir durchschritten.**

Alle drei nehmen versonnen einen Schluck aus dem geriffelten Glas.

D: „Wie ist dieser Hausschoppen. Kann der vor Ihrem Urteil bestehen?"

Frau Höhl, nach einem weiteren Schluck: „Ja, unbedingt. Der ist durchgegoren, ein klassischer guter Apfelwein. Der Apfelwein ist ja nicht einfach nur sauer, er ist ein empfindlicher Stoff. Wenn man nicht aufpasst, kippt er bei der Gärung ins Muffige. Oder er wird zu Essig! In manchen Hauskeltereien kommt sowas trotzdem schon mal auf den Tisch. Viele Gäste denken dann: Hmmm, der müffelt..."

D: „Wahrscheinlich denkt der Unkundige auch, das müsse so sein."

Höhl: „Aber der hier, der ist gut!"

G: „Sie haben anfänglich gesagt, der Apfelwein sei ein Kultgetränk. Wenn man die Absatzzahlen betrachtet, scheint die Kultgemeinde aber zu schrumpfen."

Höhl: „Ach, das Tal der großen Krise haben wir durchschritten. Aber es waren harte Zeiten. Unsere Kelterei – die älteste in Deutschland, gegründet 1779 – hat in ihren Spitzenzeiten 30 Millionen Liter im Jahr produziert. Höhl war und ist immer noch, unter anderem mit den Sorten ‚Der alte Hochstädter' und ‚Blauer Bock', der erfolgreichste Apfelweinproduzent. Heute teilen sich 25 Keltereien einen Markt, der ungefähr 35 Millionen Liter produziert. Daran kann man den Niedergang ablesen. Aber die Krise ist vorbei."

G: „Wirklich? Ich will es zunächst nochmal von einer anderen Seite versuchen: Der Apfelwein ist ja ein sperriges Getränk. Wer's nicht kennt, wird nicht nach dem ersten Schluck begeistert aufschreien."

Höhl: „Da gibt es eigentlich nur zwei Möglichkeiten. Entweder man ist hier aufgewachsen, mit dem Apfelwein. Oder man muss sich dran gewöhnen. Wer dazugehören will, der muss das Getränk annehmen. Die Zuzügler müssen Geschmacksknospen entwickeln, die den Apfelwein lieblich finden."

G: „Sowas Ähnliches können die Griechen über ihren Retsina auch sagen."

Höhl: „Die Wahrheit ist: Der Apfelwein hat nur halb so viel Säure wie ein Traubenwein – aber er schmeckt halt sauer. Im Traubenwein wird die Säure durch den Restzucker überspielt. Wenn wir auf Besucher treffen, die es bei einer Verkostung schüttelt, sage ich immer: Nein, der Apfelwein ist nicht sauer. Er ist nur nicht süß."

G: „Wir haben schon mehrfach über die Trinkgewohnheiten der Jüngeren gegrübelt. Die Getränkehersteller haben ja allesamt ein Problem, auch die Bierbrauer. Den meisten Jüngeren schmeckt, was süßer ist. Das führt dazu, dass die Brauereien zum Beispiel neben ihren klassischen Biersorten auch bierhaltige Fruchtsäfte anbieten. Wie ist das bei den Kelterern?"

Höhl: Da sind natürlich auch diverse Apfelwein-Mixgetränke im Angebot, das funktioniert auch hier und da. Aber ich persönlich glaube fest an die Renaissance des Original-Apfelweins. Wir haben in den letzten 20, 30 Jahren den Trend zur Globalisierung erlebt. Gleichmacherei von Essen und Trinken war damit auch verbunden. In den Metropolen der Welt findet man überall dieselben Ladenketten, in den Hotels die fast identischen Speisekarten. Die Menschen haben das wahrscheinlich gebraucht, die wollten das erleben, ‚in' zu sein, international zu sein – vor allem der Hesse, der sich selbst sowieso nicht liebhat. Alle trinken plötzlich Pinot Grigio – dass das dasselbe ist wie ein Grauburgunder oder ein Ruländer, weiß kein Mensch. Oder Prosecco, dieser billige Perlwein…"

G: „Einspruch. Es gibt auch guten Prosecco."

Höhl: „Ja, stimmt, aber der wird ja nicht gern gekauft, der ist ja zu teuer. Oder nehmen wir das Weizenbier, das die Welt überschwemmt hat und so schön nichtssagend schmeckt."

D: „Oder Hugo. Oder Aperol Spritz."

Höhl: „Ich bin einfach überzeugt, dass die Menschen allmählich wieder zurückkehren zum Unverwechselbaren, zum Authentischen, zum Ehrlichen. Und das ist der Apfelwein."

G: „Eine ähnliche Ansprache könnte ich über Zeitungen halten. Denen geht es ja auch nicht so wirklich gut."

D: „Haben auch zu wenig Restsüße!"

G: „Auch das. Die Lektüre einer Tageszeitung ist wahrscheinlich ähnlich anstrengend wie eine Apfelwein-Kur. Aber wer auf den Geschmack gekommen ist, der wird dabeibleiben."

Höhl: „Die Menschen entdecken das Regionale wieder. Und es gibt nichts Frankfurterischeres als den Apfelwein!"

In den beiden Herren hat sich unmerklich eine Wandlung vollzogen. Waren sie nicht eher skeptisch auf diesen Abend zugesteuert? „Apfelwein macht stumpfe Zähne", hatte einer der beiden vorher erklärt, wir wollen mal verschweigen, wer es war. Und jetzt stehen sie schon fast an der Spitze der Bewegung.

„Schmeckt", sagt D, er hat das zweite Glas – drei Fünftel Apfelwein, der Rest Mineralwasser – schon bewältigt. Der Äppler gleitet nicht gerade samtweich durch die Mundhöhle, aber er ist auch überhaupt nicht bissig. „Ich habe schon Riesling getrunken", gesteht G, „der war dagegen wie ein Rachenputzer". Frau Höhl lächelt versonnen dazu.

Der Lärmpegel in der Atschel hat inzwischen kakophonische Ausmaße angenommen; es ist, als hätte eine betagte Schwerhörigengruppe beschlossen, sich mal wieder ohne Zuhilfenahme von Hörgeräten zu unterhalten. Aber von wegen betagt! „Sie hatten doch eben noch gefragt, wieso ich den Apfelwein als Kultgetränk bezeichnen kann", sagt Frau Höhl. „Schauen Sie sich doch mal um! Nur junge Leute hier!" „Tatsächlich", sagt D, „wir drei treiben den Altersschnitt in die Höhe." Dicht an dicht sitzen sie, 25 bis 35 Jahre alt, Männer wie Frauen, die Bembel und die Gerippten vor sich – und brüllen einander an, als müssten sie die Handball-Nationalmannschaft anfeuern. Dabei scheint nur das

Tonband an der Lärmkulisse zu verzweifeln – die Menschen sind alle gut gelaunt. Apfelwein macht munter. Apfelwein macht redselig. Apfelwein macht offenbar glücklich.

Höhl: „Im Apfelwein ist hundert Prozent Natur. Im besten Fall kommen die Früchte von den Streuobstwiesen. Da wird nicht gespritzt, alles unverfälscht. Keine Geschmacksverstärker, keine anderen Zusatzstoffe. Apfelwein ist gesund. An apple a day keeps the doctor away. Das stimmt! Der Apfel ist eine der gesündesten Früchte."

D: „Also ist der Apfelwein auch vegan, oder?"

Höhl: „Na ja, die Würmchen, die manchmal mit hineingeraten... Wenn der Apfelwein ungefiltert ist, kann er vegan sein. Wenn er gefiltert wird, mit dem Einsatz von Gelatine, dann ist er es nicht."

> Der ‚Großvater des Apfels‘ stammt aus Kasachstan.

Vertreter der reinen Naturkost werden die Ausführungen von Frau Höhl eher missmutig zur Kenntnis nehmen. Europäische Äpfel sind für sie eher genetisch verfälschte Krüppelfrüchte. Vor allem natürlich die gleichförmigen, hochgezüchteten Apfelsorten aus den Plantagen, aber selbst die so unschuldig wirkenden rundlichen Dinger von den Streuobstbäumen sind für sie nur degenerierte Nachkommen der reinen Frucht. Die wächst am Fuße des Tjan-Shan-Gebirges rund um die Millionenmetropole Almaty. Die Hauptstadt Kasachstans ist manchem aus dem Erdkundeunterricht noch als Alma Ata erinnerlich. Das bedeutet: Großvater des Apfels. In immer noch riesigen Urwäldern gedeiht hier der Malus sieversii, der Asiatische Wildapfel, von dem fast alle Äpfel dieser Welt abstammen sollen. „Ein genetischer Schatz für die ganze Menschheit", jubilieren Wissenschaftler; der Ur-Apfel sei resistent gegen Insektenangriffe und Krankheiten jedweder Art. Leider aber nicht gegen den Platzbedarf einer Millionenstadt. 70 Prozent der Urapfelwälder sind bereits abgeholzt.

Da wollen wir doch froh sein, dass wir unsere Streuobstwiesen noch haben. Obwohl: Denen geht es auch an den Kragen. Wohnungsnot ist des Apfels Tod. Noch mehr aber wohl die Arbeit, die die diese nicht-industrielle Obstpflege braucht: die ständige Baumpflege, das Pflücken, das Zurückschneiden der Äste, das Mähen rund um die Bäume, der Transport in die Keltereien ... „Sehr viel von diesem tollen Obst wird leider gar nicht mehr geerntet", klagt Frau Höhl, „eine Schande!" – „Wie hoch ist denn der Anteil der Streuobstäpfel bei der Apfelweinproduktion?", will G wissen. Höhl: „Das ist von Kelterei zu Kelterei unterschiedlich. Bei uns ist es so, dass wir alles nehmen, was wir von hessischen Streuobstwiesen bekommen können. Den Rest holen wir aus Baden-Württemberg, aber auch da nur Früchte von Streuobstwiesen."

Die unermüdlich referierende Johanna Höhl ist inzwischen beim Thema Apfelessig angelangt. Als sie vor Jahresfrist das Familienunternehmen verkaufen musste, passte den neuen Eigentümern eine Erfindung ihres Vaters nicht ins Sortiment: Essig aus Apfelwein. Rudolf Höhl hatte in der Schweiz gelernt, wie man Apfelwein zu Essig vergären kann – vor über 50 Jahren fing er damit an, und seine Tochter wollte den säuerlichen Saft am Leben erhalten. Diese mild-saure Essenz aus Bio-Äpfeln stand bei den Höhls schon auf dem Frühstückstisch bereit, jeder Schluck ist, wenn man Frau Höhl folgt, eine Investition in die eigene Gesundheit. „Pur. Mit Honig. Als Geschmacksgeber ins Wasser. Köstlich. Und sooo gesund!" 60.000 Liter verkauft sie davon schon wieder im Jahr, das liegt sicher auch an ihrem unwiderstehlichen Verkaufstalent. Selbst D hat ihn schon versucht, „wirklich gut. Muss ja nicht immer Balsamico sein!"

D: „Aber Apfelwein kommt bei Ihnen schon auch noch auf den Tisch, oder? Mittags Essig, abends Apfelwein ..."
Höhl: „Ach wissen Sie, ich trinke eigentlich alles gern. Einen guten Rotwein. Weißwein. Ein Bierchen. Und natürlich auch einen Apfelwein. Ich habe sonst wenig Laster. Ich rauche nicht. Ich brauche kaum Tabletten. Ich bekenne mich einfach dazu, dass

ich diese entspannende Wirkung des Alkohols gern habe. Und brauche."

D: „Das liegt ganz auf der Linie unseres Buches. Das ist die Haltung, die wir auch einnehmen."

G sagt nichts dazu, trinkt aber noch einmal mit einem kräftigen Zug.

Höhl: „Natürlich gibt es Menschen, die aufpassen müssen. Die dazu neigen, eine Grenze zu überschreiten. Ich behaupte, ich habe es in mir, eine genetische Prägung. Ich kann genießen, ohne in Abhängigkeit zu geraten. Wer das nicht hat, muss sich Regeln geben. In jedem Fall schadet es ja auch nichts, mal tageweise ohne Alkohol auszukommen."

G: „Haben wir auch schon probiert."

Höhl: „Als Frau muss man ja besonders aufpassen. Die Männer können einfach mehr vertragen. Sie sind größer, sie können mehr aufnehmen. Sie sind besser trainiert."

G: „Frauen, die sich dazu bekennen, dass sie gern dem Alkohol zusprechen, stehen ja in der gesellschaftlichen Achtung schnell mal nicht ganz oben."

D: „Die haben schnell den Ruf weg: Das ist ein Frauenzimmer."

Höhl: „Ich habe ja ein Alibi. Die meisten Frauen trinken ja eher gar nichts. Weil sie Angst um ihr Aussehen, um ihre Figur haben."

D: „Man muss ja nur mal den herkömmlichen Verlauf geselliger Abende betrachten. Meistens sitzen bei der Heimfahrt die Frauen am Steuer."

Höhl: „Ich trink' jetzt erstmal einen Schluck."

D: „Themenwechsel. Wie steht es eigentlich um den Apfelwein-Kellner? Der steht ja im Ruf, einen eher ruppigen Charme zu verbreiten. Bis hin zur Unfreundlichkeit. Liegt das auch an diesem sauren Getränk?"

Höhl: „Sauer macht doch lustig!"

D: „Oder ist das nur Folklore-Mythos?"

Höhl: „Das sind schon Spezialisten, die gibt's ja vergleichbar auch in Köln, in den Kölsch-Kneipen. Da heißen sie Köbes. Unfreundlich bis über die Schmerzgrenze. Und wenn hier ein unschuldiger Tourist einen Süßgespritzten bestellt, sieht er sich schnell Beleidigungen durch den Kellner ausgesetzt."

G: „Irgendwie hat das doch auch was Familiäres."

Höhl: „So ist es. Frankfurt ist doch eine Business-Stadt, schnell, hart, oberflächlich, kalt. Und dann kommst du in diese wunderbaren Apfelweinschänken – und da geht es einfach menschlich zu. Keine Verstellung mehr, keine coolen Höflichkeitsfloskeln…"

Der Journalist Christoph Schröder wunderte sich in der „Zeit" darüber, weshalb Frankfurt zu den unfreundlichsten Städten der Welt gezählt wird und hatte gleich eine Beobachtung beizusteuern: „Das Wesen des Frankfurters in all seiner als Unfreundlichkeit getarnten Offenheit lernt man am besten in einer Apfelweinwirtschaft kennen. Nehmen wir die Gaststätte ‚Zum Gemalten Haus‘ in Frankfurt-Sachsenhausen. Das ist eine der traditionsreichsten und schönsten ihrer Art. Sie sitzen also im Gemalten Haus; Sie sind alleine unterwegs, kennen niemanden, setzen sich an einen der freien Tische und holen ein Buch hervor, in das Sie sich vertiefen. Jetzt könnte es passieren, dass Sie einen leichten Schlag auf den Hinterkopf erhalten und ein Kellner Sie anraunzt: „Des is aber kei Bibliothek hier."

Die Frankfurter Autorin Barbara Goerlich andererseits schrieb für „Merian" ein Loblied auf die Apfelweinkultur, wir müssen unbedingt einen kleinen Auszug daraus darbieten: „Der Ebbelwoi als sozialer Kitt. Das Stöffche ist weit mehr als ein banaler Volksbelustiger, Apfelwein ist für alle da. Er bringt die Menschen am Main zusammen. Wer angesichts gesichtsloser City-Banker-Masse vermutet, in Frankfurt seien die Hosenträger-Träger ausgestorben, die dauergewellten Damen älteren Datums im geblimmelten (geblümten) Kleid in die Speckgürtel-Gemeinden des Taunus abgewandert: Beim Apfelwein trifft man sie, Alt und Jung, Banker und Bäcker, Frankfurter und Eingeplackte (Neubürger). Man rückt zusammen, einer hat immer noch Platz."

Die beiden jungen Herren von unserem Tisch drängen heimwärts. „War's erträglich?" fragt der immer fürsorgliche D. „Hat
gepasst", sagt einer. Kaum sind sie weg, werden zwei junge
Frauen an den Tisch gelenkt. D will wissen, was die Apfelwein-
Fachfrau von der Garde der Apfelwein-Erneuerer hält, von And-
reas Schneider zum Beispiel, einem früheren Obstbauern, der
mit seinen sortenreinen Apfelweinen – aus Goldparmäne und
Ananasrenette zum Beispiel, auf den eigenen Feldern vor den
Toren Frankfurts geerntet – Furore macht. „Finde ich sehr gut
und wichtig", urteilt Frau Höhl, „daraus wird jetzt kein riesengro-
ßes Geschäft wachsen – aber es macht den Apfelwein insgesamt
vielfältiger und wertvoller." Eine Welt-Autorin geriet bereits ins
Schwärmen: Diese edlen Apfelweine könnten „das neue Craft-
Beer werden". Frau Höhl dämpft ein wenig: „Auch der feinste
Apfelwein wird nie die Finesse und Eleganz eines guten Trau-
benweins erreichen. Aber das soll er doch auch nicht. Wenn ich
Dorscht habe, dann trinke ich Apfelwein. Wenn ich etwas genießen möchte, gönne ich mir vielleicht eher einen Traubenwein.
Aber es ist schön, dass es diese Vielfalt gibt beim Apfelwein, dass
man diesen Aufbruch spürt."

Apfelwein wirkt der Kontaktarmut entgegen.

Plötzlich haben die drei das Thema Gesundheit am Wickel. Der
Bembel ist fast leer, vor allem die Herren trinken zügig. „Die
Polyphenole im Apfel sind von unschätzbarem Wert", referiert
Frau Höhl, sie machten aus Äpfeln wahre Gesundheitsbomben.
Den Herren wird ein wenig schwummrig. Allerdings werden
sie später auf der Fach-Webseite stoeffche.de nachlesen, dass
ein gewisser Dr. Oscar Hammer schon vor über 40 Jahren die
„Bad Nauheimer Kurzeitung" mit den Ergebnissen seiner Feld-
forschung bereichert hat. Demnach ist der Apfelwein der Ver-
dauung förderlich, verbessert die Magendurchblutung, senkt
den hohen Blutdruck, entfettet das Blut, in erhitztem Zustand
bekämpft er auch Erkältungskrankheiten. Am schönsten aber
ist jene Erkenntnis des Dr. Hammer, die jeder Besucher einer

Apfelwein-Kneipe sofort nachvollziehen kann: „Apfelwein fängt traurige Stimmungslagen ab und wirkt einer Kontaktarmut entgegen." Wellness-Experten weisen heutzutage gern darauf hin, dass der Apfel auch Falten zu glätten vermag. „Der Apfelwein ist das beste Anti-Aging-Mittel", jubelt Frau Höhl. D blickt G an und sagt: „Vielleicht solltest du dir morgens nach dem Zähneputzen immer ein paar Tropfen Apfelwein auf die Wangen tupfen."

Der Handkäs kommt. „Die Butter ist pickelhart", klagt D; er vermisst die Streichfähigkeit. „Sie wissen ja, wie man den Handkäs isst", doziert Frau Höhl, „ohne Zinken! Mmmh. Perfekt. Der ist gut durch, zimmerwarm – genauso, wie ein Handkäs sein muss."

D: „Warum trinkt man eigentlich in anderen Gegenden Deutschlands keinen Apfelwein?"

Höhl: „Ich glaube, weil nahezu alle Regionen ihre eigenen, regionalen Getränke haben. Regionales Bier. Regionale Weine. Die kommen meistens auch nicht über ihren Umkreis hinaus."

G: „Den Cidre gibt es ja auch fast ausschließlich in der Bretagne und in der Normandie – und im Rest von Frankreich nicht."

Höhl: „In Spanien gibt es den Sidra auch nur in Asturien, im Baskenland. Das war's."

D: „Hat in Deutschland die Fernsehsendung ‚Der Blaue Bock' zur Popularisierung des Apfelweins beigetragen?"

Höhl: „Das war ein Segen für die ganze Branche. Das war die Unterhaltungssendung im deutschen Fernsehen, es gab ja nur die beiden Programme – und kein Entkommen."

G: „Heinz Schenk! Auf Youtube kann man heute noch einen Song von ihm auf den Apfelwein bestaunen, der ganze Saal schunkelt. Schaurig-schön!"

Höhl: „Der hat ja gar keinen Apfelwein getrunken und auch kaum eine Gelegenheit ausgelassen, darauf hinzuweisen, dass er den nicht mag."

Die Kellnerin räumt das Geschirr weg, Frau Höhl schwärmt abermals vom Handkäs. „Im Auto hab ich auf dem Rücksitz ein

Handkäs-Kochbuch liegen. Phänomenal. Auch mit Handkäs-So-ße!"

G: „Gibt es bei ihnen daheim eigentlich auch mal andere Sachen zu essen?"

Höhl: Morgen haben wir Gäste, da gibt es Matjes, frisch aus Holland. Aber um ihnen die Sorge zu nehmen: Ich koche gern, und ich koche international."

Wie ist es eigentlich mit der Prominenz unter den Apfelwein-Trinkern, erkundigt sich G. Frau Höhl zuckt mit den Schultern. Viele gibt es da nicht, die sich mit diesem Volksgetränk in die Öffentlichkeit begeben. Der Landtagspräsident Norbert Kartmann, ein Mann aus der Wetterau, ist da schon eine Ausnahmeerscheinung. „Und Frau Roth?", fragt G. „Ja, die Petra Roth", sagt Frau Höhl, sie scheint fast zu seufzen. „Die hat das lernen müssen", sagt sie noch, und: „Es war bei einem unserer Sommerfeste, schön unter Apfelbäumen. Ich stand vorne am Eingang mit einem Tablett voller Apfelwein-Gläser. Dann kam Frau Roth. ‚Frau Oberbürgermeisterin, einen Apfelwein zur Erfrischung?' fragte ich. Leicht indigniert blickte die erste Frankfurterin aufs Tablett. ‚NEIN', sagte sie, ‚da vorne ist ja ein Bierstand!' Wie lange diese Frau gebraucht hat, um zu begreifen, dass das das traditionelle, identitätsstiftende Getränk in Frankfurt ist – ewig! Frau Roth war auf dem Ohr taub. Später hat sie's dann verstanden, dann stand sie auch mit einem Apfelwein-Glas auf der Bühne und rief: ‚Ich bin eine von Euch!' Und trank. Und war begeistert."

Damit wäre die Runde bei der Politik angelangt. Und bei Mariann Fischer Boel. Von der Frau aus Dänemark spricht heutzutage kaum noch jemand – aber damals, im November 2007, da standen die Hessen wie ein Mann gegen diese Lady. Sie war Agrar-Kommissarin in Brüssel und hatte verfügt, dass der Apfelwein nicht mehr Wein genannt werden dürfe. Das sei den aus Trauben gewonnenen Getränken vorbehalten. Eine Welle der Empörung! Roland Koch, Regent in Hessen, war heilfroh über diese Attacke der EU-Bürokraten und rief flugs eine Initiative mit dem schönen Titel „Rettet unseren Apfelwein" ins Leben. „Aber da waren sich ja alle einig", ist Johanna Höhl noch heute entzückt, „die Grünen, die CDU, die SPD! Was für ein herrliches Thema!" Den schönsten Einfall formulierte der damalige FDP-Chef Jörg-Uwe Hahn in der F.A.Z.: „Wenn die EU-Bürokraten nicht bald wieder nüchtern werden, wird an den Stammtischen spätestens nach dem fünften Äppler gefordert: Hessen raus aus der EU!" Die Frau aus Dänemark zuckte aufgeschreckt zurück, „viel zu schnell", wie Frau Höhl befindet: „Bessere Werbung konnten wir doch gar nicht kriegen!"

„„ Wie hessisch ist der Apfelwein? ““

Aber ist der Apfelwein überhaupt so hessisch, wie hierzulande alle tun? Die unvermeidbaren Griechen und Römer haben schon „vinum ex malis factum" hergestellt, als die Germanen noch ihren altertümlichen Met schlürften, eine aus vergorenem Honig und Wasser gefertigte Alkoholbrühe. Dabei hatte schon Plinius der Ältere im ersten Jahrhundert der neuen Zeitrechnung beschrieben, dass man Wein „aus Birnen und allen Sorten von Äpfeln" herstellen konnte – aber wer in Germanien las schon Plinius?

Wahrscheinlich ist, dass die Römer bei ihren Eroberungen in Europa unter anderem auch den Apfelwein exportierten. Generationen von Historikern und Regional-Gelehrten haben versucht, der Geschichte des Apfelweins im Frankfurter Land auf die Spur zu kommen; mancher entdeckt erste Hinweise auf den „Baumwein" schon im frühen Mittelalter und in jenen Jahren, als die Stadt am Main noch großflächig von Weinreben umgeben war: Der Rebensaft war das angesagte Getränk, der Apfelwein führte sein Nischendasein als Armeleutetrunk. Bis die große Kältewelle über das Land kam. Die Trauben verkümmerten, der Durst blieb – und so entdeckten die Frankfurter den Ebbelwei.

Vielleicht war's aber auch noch ein wenig anders. Wenn Sie mal lesen möchten: „Jeder Amtmann soll in seinem Bezirk tüchtige Handwerker zur Hand haben: Grob-, Gold- und Silberschmiede, Schuster, Drechsler, Stellmacher, Schildmacher, Fischer, Falkner, Seifensieder, Brauer – Leute, die Bier, Apfel- und Birnenmost oder andere gute Getränke zu bereiten verstehen ..." und so weiter und so fort. Da steht es doch: Wer Apfelmost herzustellen vermag, ist ein tüchtiger Handwerker. Karl der Große hat das aufschreiben lassen, anno 812, in seiner „capitular de villis vel curtis", einer Art Bibel für den deutschen Landbau. Friedrich Stoltze hat die Fundstelle gereicht, um den immer durstigen und überaus tüchtigen deutschen Kaiser auf den Apfelwein-Thron zu hieven:

„Den Reichsappel in der Hand
Floh Kaiser Karl zum Mainesstrand.
Un hat, da er sehr abgehetzt,
sich uff den Appel da gesetzt.
Nadierlich aanzig aus Verseh,
denn so e Sitz is grad net schee.
Uff aamal awwer spiert er was
Un greift danach un is ganz nass
Un luscht dann draa: Uij! Schmeckt des fei
Un kreischt dann: „ Des is Äppelwei!
Gottlob, jetzt hat der Dorscht e End,
gleich morje nemm ich e Padent!"

In Frankfurt brauchten die Ratsherren eine lange Weile, um den Wert ihres Nationalgetränks zu erahnen. Immerhin formulierten sie 1750 ein erfrischend deutliches Ratsdekret, das wahrscheinlich bis heute für Sauberkeit im Glas sorgt: „Wer Apfelwein mit Mineralien und Silberglatt verfälscht, soll ohne Gnade mit dem Strang zu Tode gebracht werden. Die Verfälschung mit Vegetabilien, Rosinen, und Zuckerrüben wird mit Auspeitschung bestraft oder Zuchthaus." Vier Jahre später wurde die erste offizielle Schankerlaubnis erteilt – endlich, endlich war der Apfelwein gesellschaftsfähig.

D: „Hat eigentlich die Apfelwein-Welt – abgesehen von Ihnen – noch ein Vorzeigegesicht, das die frohe Botschaft ans Volk tragen kann? So einen wie Nespresso ihn hat ..."

G (ein wenig um Fassung bemüht): „Du meinst George Clooney. Der soll für Apfelwein werben?"

Höhl: „Was soll er da sagen? Apfelwein macht schlank, schlau und schön. Oder?"

Es kommt Nachschub. Johanna Höhl prüft die Gläser. „Null-dreier, die traditionellen Gläser. Die guten Gerippten!" Manche Wirte sind allerdings inzwischen zum 0,25er Glas übergegangen, von kenntnisreichen Gästen kurz und treffend „Beschisserglas" genannt. Wie sind die Frankfurter nur an dieses eigentümliche Glas geraten mit seiner griffigen Rautenstruktur? Frau Höhl hat zwei Erklärungen anzubieten. „Früher, als der Apfelwein noch nicht so sauber gefiltert werden konnte, sah er manchmal aus wie eine trübe Kastanienbrühe. Aber wenn sich das Licht im Ge-rippten brach, dann hat es trotzdem appetitlich geleuchtet. Und andererseits: Wenn die fettigen Errungenschaften der Frankfur-ter Küche – das Leiterchen, die Worscht, das Eisbein – auf den Tisch kamen und der Einheimische sich unter Verzicht aufs Be-steck daran zu schaffen machte, dann konnten einem normale glattwandige Gläser schon mal durch die Hände glitschen. Nicht aber das Gerippte!"

D und G blicken sich an. „Dann wissen wir das auch", sagt einer.

D hat noch eine Frage: „Was unterscheidet eigentlich Apfel-wein vom Cidre?" Die Dozentin in Frau Höhl ist immer noch hell-wach: „Da kommen wir wieder zum Beginn unseres Gesprächs zurück", sagt sie streng. „Der Cidre ist ein nur zum Teil vergo-rener Fruchtwein. Der Apfelwein wird vollständig durchgegoren, jede Spur Zucker wird in Alkohol umgewandelt, so dass sich da-raus um die fünf Prozentpunkte ergeben. Dieser Vorgang dauert in herkömmlichen Keltereien vier bis fünf Wochen. Bei uns in Hochstadt stehen große Edelstahltanks, die 18 Millionen Liter fassen. Wir arbeiten mit der Kaltvergärung, die zwölf Wochen dauert, minimum. Der normale Cidre hat 2,5 Prozentpunkte Al-kohol. Wenn er etwas länger vergoren wird, beim Brut, sind es auch 4. Aber auch der ist süßer als unser Apfelwein."

Links und rechts werden Teller mit Essen vorbeigetragen; D und G riskieren von Zeit zu Zeit einen neidischen Blick. Aber natürlich gehört sich das nicht, in Damengesellschaft, mag die Küche der Atschel auch noch so berühmt sein. Da muss schon mal ein Handkäs reichen. Frau Höhl hat sowieso das Regiment übernommen, die Männer sitzen da und lauschen, „Apfelwein wird ja auch Babbelwasser genannt", sagt sie. D und G sind verblüfft. Irgendwie hat diese Frau Höhl es geschafft, sie selbst in eine Art mentaler Gärung zu versetzen. Die Herren nehmen einen letzten Schluck. Ach ja doch, dieses Nationalgetränk ist besser als sein Ruf – und besser, als die Erinnerung daran. Als die drei aufbrechen, stehen schon wieder neue, junge Gäste bereit. Sieht so aus, als müsste man sich um den Apfelwein wirklich nicht sorgen.

ZUR PERSON

Johanna Höhl ist unbezweifelbar so etwas wie die Außenministerin des Apfelweins – und das, obwohl sie ihren Familienbetrieb vor den Toren Frankfurts an die Konkurrenz verkaufen musste; die Krise des Nationalgetränks forderte seine Opfer. Johanna Höhl hat Betriebswirtschaft studiert und wurde 1982 promoviert. Vier Jahre später, nach beruflichen Ausflügen zum Beispiel zum amerikanischen Konsumgüterkonzern Procter & Gamble, trat sie in den Familienbetrieb ein. Die Landkelterei Höhl in Maintal-Hochstadt war seit 1779 in Familienbesitz. Johanna Höhl war die erste Frau, die auf den Chefsessel kam. Auch wenn sie zum Verkauf keine Alternative sah – die Tradition lässt einen nicht los, wenn man in eine solche Dynastie hineingeboren wurde. Frau Höhl engagiert sich weiterhin für den Apfelwein, und sie treibt mit der ihr eigenen Energie, Überzeugung und Überzeugungskraft voran, was ihr zum Thema einfällt. Zuerst war da der biologische Apfelessig, „Dr. Höhl's Bioess", dann kam „Pomp", eine edle Mixtur aus Apfelwein und Riesling-Sekt. „Wir haben Erfolg", sagt sie. Das ist angesichts ihres Leitmotivs, einem echten Zungenbrecher, auch kein Wunder: „Ich kann, weil ich will, was ich muss."

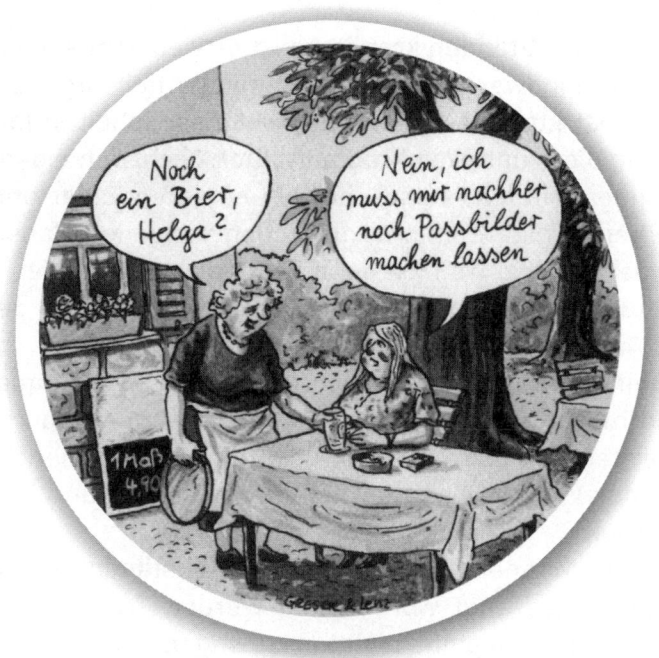

EPILOG:

Die Frauen sind an allem schuld

Anstelle eines Nachworts drucken wir zu Erbauung und Fortbildung der geneigten Leser ein Beispiel des frühen investigativen Journalismus aus „Monika – Zeitschrift für katholische Mütter und Hausfrauen" aus dem Jahr 1899 (Heft 49 vom 7. Dezember). Unzensiert und ungekürzt!

Der Bierkrug in der Arbeiterfamilie.
Eine Stimme aus dem Volke

Da die „Monika" den Mut gehabt hat, vor ein paar Wochen von einem Uebel zu reden, an dem so manche Frau aus den bessern und vornehmen Ständen krankt, so ist es vielleicht auch den Arbeiter- und Handwerkerfrauen nicht minder heilsam, wenn man ihnen einmal klar vor Augen hält, welches Unheil in ihren Familien der Bier- und Weinkrug anrichtet. Nicht von eigentlichen Trinkerinnen will ich reden – obwohl es deren leider unter den Frauen genug gibt – ich will nur reden von jenen Haushaltungen, in denen Bier, Wein, ja auch Schnaps an Stelle des Essens getreten ist, und wie dadurch die Familien zu Grunde gerichtet werden.

Mangelhafte Kenntnisse in Küche und Haushalt, Bequemlichkeit und manchmal eine ganz falsch verstandene Sparsamkeit sind meistens die Ursache, daß der Bier- oder in manchen Gegenden der Weinkrug in den Familien über Gebühr oft gefüllt werden muß.

Unzählige Männer sind durch diese Mißstände schon in die Wirtshäuser gedrängt worden und wurden Trinker, bevor sie sich's versahen. Ich stehe nicht an, zu sagen: „Die Schuld daran trug die Frau."

Kommt mit mir in eine jener Haushaltungen; seht selbst, wie es zugeht. Es ist 12 Uhr; ich trete ein bei einer Arbeiterfamilie, die sich eben zum Mittagessen gesetzt hat.

„Hast du nichts Warmes?" fragt der Mann; „ich meine doch, bei dieser Kälte sollte man wenigstens ein warmes Essen haben!"

„Es kann jedes ein Schlückchen Schnaps nehmen", antwortet die Frau; „dann wird einem auch warm. Ich mag nimmer kochen; wie ich es auch mache, ist es doch keinem recht."

„Ja, weil du eben nichts kannst und nichts verstehst", brummt der Mann. „In der langen Zeit hättest du schon kochen lernen können; aber, nicht wahr, der Bierkrug ist dir halt auch lieber als der Milchtopf. Wenn's nichts anderes gibt, so laß ihn wenigstens tüchtig füllen!" –

So geschah es auch. Die ganze Familie, auch die kleinen Kinder, tranken tüchtig und aßen scharfe Würste und Käs. So wurde das gesunde warme Mittagessen ersetzt! Und glaubt ihr, daß dies nur ausnahmsweise und nur in der einen oder andern Familie so geschieht? Mit nichten! Diese Beobachtung kann man leider in vielen, nur allzu vielen Familien machen! Ach, und wie rasch gewöhnen sich dabei die Frauen an das Bier, so daß sie meinen, sie könnten gar nimmer ohne dasselbe leben! Die Männer lassen sich nur selten diese Art zu essen gefallen; meist gehen sie ins Wirtshaus, um sich dort zu sättigen, und werden so – durch die Umstände verleitet – zu Gewohnheitstrinkern.

Ein Jammer ist es daher, daß so viele junge Frauen aus dem Handwerker- und Arbeiterstande keinen rechten Begriff vom Kochen haben. Wie viel wird dadurch verdorben, wie viel ganz unpassend hergerichtet, so daß niemand recht zu greifen mag; was bleibt nun übrig, als zu Bier oder, wenn es der Beutel erlaubt, zum Wein zu greifen?

Es gibt auch Frauen, die geradezu zu träg sind zum Kochen; sie können, aber sie wollen nicht. Andere nehmen sich vor Arbeit die Zeit nicht; „es ist auch billiger, wenn man kein Holz verfeuern muß," sagen sie, „und ob wir mit Bier, Würsten und Brot oder mit Suppe und Gemüse oder Mehlspeisen satt werden, wird ganz gleichgültig sein." So leben sie sich ein in die innigste Gemeinschaft mit dem Alkohol und verlieren in dieser Gemeinschaft alle Lust an einem geordneten Hausstand. Der Mann mag arbeiten und verdienen so viel er will, es kommt nie zu Behaglichkeit und Wohlstand in der Familie; der Alkohol verschlingt allen Verdienst.

Merkwürdigerweise wundern sich diese Frauen noch über den Rückgang ihrer Gesundheit. Sie fragen ganz harmlos: „Woher mag der Mangel an Kraft, das viele Kopfweh, die sonstigen Störungen im Körper, die Schlaflosigkeit kommen?" Ihre Reizbarkeit, ihr zornmütiges Wesen, ihre wechselvollen Launen fühlen sie weniger, die Umgebung aber um so mehr; und auch heißt es: „Woher kommt es denn?"

Das kommt alles vom Bier- und Weinkrug; das ist die Folge, wenn derselbe an Stelle der Suppe, der Milch, des Gemüses und des gekochten Fleisches getreten ist.

Und noch mehr: den weitaus größten Schaden, wenn die Frau Bier und Wein zu sehr liebt, nehmen die armen Kinder. Ihr Leben, ihr Geist und Körper sind oft schon geschädigt vor der Geburt; bleibt aber noch ein wenig Gutes an ihnen, so muß es gleich ersticken, wenn das täglich am Bier- und Weinglas der Mutter hängen darf. Ein kränkliches, schwaches und frühreifes Geschlecht ohne sittliche Kraft und ohne sittlichen Halt wächst so heran, bei dessen Anblick einem bange wird vor der Zukunft.

Ihr Frauen, habt ihr die Verantwortung je schon bedacht, habt ihr bedacht, was ihr auf euch ladet, wenn ihr durch eure eigene Schuld die Zukunft – denn das ist die Jugend – ihrer Kraft und Stärke, ihrer geistigen und körperlichen Gesundheit freventlich beraubt?

„Ehret die Frauen, sie flechten und weben himmlische Rosen ins irdische Leben!" – dies Wort des Dichters gilt jeder braven, mäßigen und fleißigen Frau; wenn ihr jedoch aus Unkenntnis im Kochen, aus schlechtem Willen, aus Trägheit oder sonstigen Gründen die Euren und euch selbst statt mit gesunder Kost hauptsächlich mit Bier, Wein und Schnaps ernährt, dann webt ihr keine Rosen ins irdische Dasein, nein, dann senkt ihr Gift ins frische Lebensblut, so daß dieses unfähig wird, seine Dienste zu thun und der kraftlose Körper vorzeitig dem Grabe zugeführt wird.

Dank

Nun hat Recherche vorerst Ruh'. Herzlich zu danken haben wir unseren wunderbaren Gesprächspartnern Martin Blach, Rainer Brüderle, Hubert M. Gloss, Dieter Greiner, Achim Greser, Gregor Haslinger, Johanna Höhl, Heribert Lenz, Marc Rauschmann, Pierre Skolik, Joachim Unseld, Otto Völker und Rainer Wicke. Sie haben sich nicht nur ohne Zögern dem Gespräch gestellt, sie haben mit ihrem Wissen und mit ihrer ansteckenden Freude am Genuss die Arbeit an diesem Buch zu einem großen Vergnügen gemacht. Ihnen zuzuhören und mit ihnen ein Glas zu trinken, war wie ein Geschenk. Unserem Verleger René Heinen danken wir dafür, dass er sofort für die verrückte Idee zu haben war – und dafür, dass er sich gewiss nicht lumpen lässt, Achim Greser und Heribert Lenz für ihre hinreißenden Zeichnungen großzügig freizuhalten. Dank gilt auch den zahl- und namenlosen Winzern, Brauern, Brennern, Kelterern, Abfüllern und Getränkelasterfahrern, die tagein, tagaus dafür sorgen, dass wir stets etwas im Glas haben. Danken möchten wir ebenfalls unseren Frauen, die oft genug auf die Frage „Wer fährt?" ohne zu murren sagen: „Gib halt den Autoschlüssel schon her." Schließlich geht ein Dank unbekannterweise an all jene Ehefrauen und Freundinnen, die, wenn es nachts auf der Treppe rumpelt, zärtlich flüstern: „Das ist mein voller Ernst."

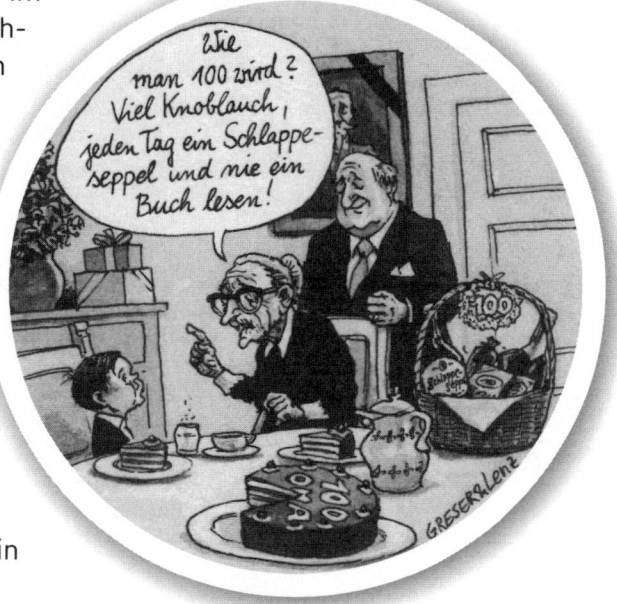